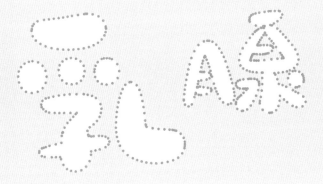

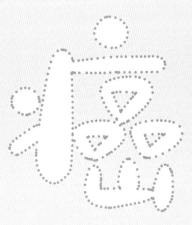

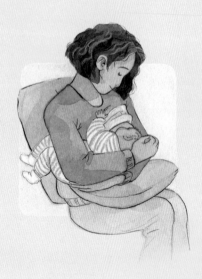

·季加孚· ·张 宁· 肿瘤科普百科丛书
总主编 执行总主编

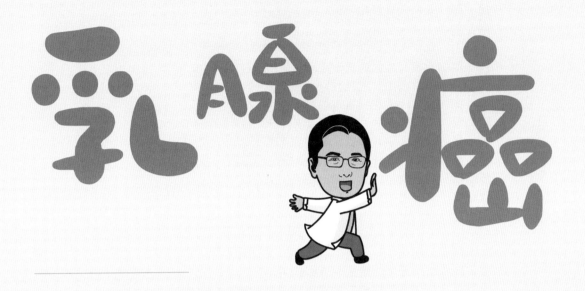

乳腺癌

主 编 欧阳涛
副主编 范照青

人民卫生出版社
·北 京·

编　者（按姓氏笔画排序）

王子甲　北京大学肿瘤医院乳腺癌预防治疗中心

王立泽　北京大学肿瘤医院乳腺癌预防治疗中心

王歆光　北京大学肿瘤医院乳腺癌预防治疗中心

祁　萌　北京大学肿瘤医院乳腺癌预防治疗中心

杨　飏　北京大学肿瘤医院乳腺癌预防治疗中心

何英剑　北京大学肿瘤医院乳腺癌预防治疗中心

谷重山　北京大学肿瘤医院乳腺癌预防治疗中心

汪　星　北京大学肿瘤医院乳腺癌预防治疗中心

汪基炜　北京大学肿瘤医院乳腺癌预防治疗中心

张　扬　北京大学肿瘤医院乳腺癌预防治疗中心

陈　雪　北京大学肿瘤医院乳腺癌预防治疗中心

英　旲　北京大学肿瘤医院乳腺癌预防治疗中心

范　铁　北京大学肿瘤医院乳腺癌预防治疗中心

范照青　北京大学肿瘤医院乳腺癌预防治疗中心

欧阳涛　北京大学肿瘤医院乳腺癌预防治疗中心

周怡君　北京大学肿瘤医院乳腺癌预防治疗中心

郑启军　北京大学肿瘤医院乳腺癌预防治疗中心

赵婧祎　北京大学肿瘤医院乳腺癌预防治疗中心

铁　剑　北京大学肿瘤医院放射治疗科

郭瞿蓉　北京大学肿瘤医院乳腺癌预防治疗中心

曹　威　北京大学肿瘤医院乳腺癌预防治疗中心

秘　书　王歆光　北京大学肿瘤医院乳腺癌预防治疗中心

《肿瘤科普百科丛书》编写委员会

序

　　健康是促进人全面发展的必然要求，是经济社会发展的基础条件，是民族昌盛和国家富强的重要标志。人们常把健康比作 1，事业、家庭、名誉、财富等就是 1 后面的 0，人生圆满全系于 1 的稳固。目前我国卫生健康事业长足发展，居民主要健康指标总体优于其他中高收入国家平均水平，健康中国占据着优先发展的战略地位。但随着工业化、城镇化、人口老龄化进程加快，中国居民生产生活方式和疾病谱不断发生变化。心脑血管疾病、癌症、慢性呼吸系统疾病、糖尿病等慢性非传染性疾病导致的死亡人数占总死亡人数的 88%，这些疾病负担占疾病总负担的 70% 以上。了解防控和初步处理这些疾病的知识，毋庸置疑，会降低这些疾病的发生率和死亡率，会降低由这些疾病导致的巨大负担。

　　我国人口众多，人均受教育水平较低，公众的健康素养存在很大的城乡差别、地区差别、职业差别，因此公众整体的健康素养水平较低。居民健康知识知晓率低，吸烟、过量饮酒、缺乏锻炼、不合理膳食等不健康生活方式比较普遍，由此引起的疾病问题日益突出。《"健康中国 2030"规划纲要》中指出，需要坚持预防为主，深入开展爱国卫生运动，倡导健康文明生活方式，预防控制重大疾病。这是健康中国战略的重要一环，需要将医学知识、健康知识用公众易于理解、接受和参与的方式进行普及。这种普及必须运用社会化、群众化和经常化的科普方式，充分利用现代社会的多种信息传播媒体，不失时机地广泛渗透到各种社会活动之中，才能更有效地助力健康中国战略。

　　据统计，中国每天有 1 万人确诊癌症，癌症是影响人民身体健康的重要杀手之一。在众多活跃于肿瘤临床一线、热衷于为人民健康付出的专家们的支持和努力下，通过多次研讨，我们撰写了这套《肿瘤科普百科丛书》，它涵盖了我国最常见的肿瘤。我们在吸取类似科普读物优点的基础上，不单纯以疾病分类为纲要介绍，还以患者对不同疾病最关心的问题为中心进行介绍。同时辅以更加通俗的语言和图画，描述一个器官相关的健康、保健知识，不但可以使"白丁"启蒙，还可以使初步了解癌症知识的人提高水平。

最后，在此我衷心感谢每一位主编和编委的支持和努力，感谢每位专家在繁忙的工作之余，仍然为使患者最终获益的共同目标而努力，也希望该丛书能够助力健康中国行动。

季加孚

北京大学肿瘤医院　北京市肿瘤防治研究所

2022 年 4 月

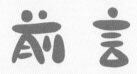

前言

乳腺癌是中国女性发病率最高的恶性肿瘤，近年来发病率仍有快速升高的趋势。广大女性朋友健康意识不断提高，对乳腺疾病尤其是乳腺癌的关注越来越高。目前大家寻求信息的渠道很多，从网站、公众号、微信群、报纸、电视和书籍都可以获得相关的信息，但这些信息零零散散，不利于读者完整地了解疾病，甚至其中鱼龙混杂，存在大量不正确的表述，可能误导读者。在我们的临床实践工作中，经常遇到患者拿着道听途说来的"金科玉律"来质疑规范的治疗方法，令人哭笑不得。但这也说明了我们科普工作没有做好，使期望了解疾病的朋友们无所适从。作为治疗乳腺癌的专业科室，北京大学肿瘤医院乳腺癌预防治疗中心承接了《肿瘤科普百科丛书——乳腺癌》的编写任务，期望通过专业而又通俗的讲解，帮助读者全面而正确地认识乳腺癌这种疾病。

本书从乳腺的发育解剖讲起，介绍了乳腺癌的发病概况、危险因素、预防手段和检查方法，使读者可以对乳腺癌有个初步的了解。随后，本书重点介绍了乳腺癌的治疗方法，强调了综合治疗的理念，也对具体治疗方法的概念、原理、疗效和不良反应进行了阐述和比较，还特别解释了医生选择治疗方案的依据，解答一些患者心中的疑问。

为了贴近读者的需求，便于读者理解，本书采用回答常见问题的方式撰写，力求行文通俗易懂，把相关的基本知识给大家讲清楚。希望能够让读者既对乳腺癌有个全面的了解，也能更好地理解自己关心的问题。我们选择的都是工作中遇到的患者最常提出的问题，希望能对大家有所帮助。

本书适合所有希望了解乳腺癌的非专业人士阅读，普通人可以了解乳腺癌的基本知识，患者和患者的亲友可以更深入地理解治疗相关的问题。

实事求是地说，我们撰写科普读物的经验还不够丰富，编写的过程也稍显仓促，可能未能满足广大读者的所有需求，欢迎读者朋友批评指正，提高我们科普工作的水平。

欧阳涛

北京大学肿瘤医院

2022 年 4 月

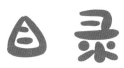

目 录

三、哪些人更容易得乳腺癌 18

四、乳腺癌能预防吗 28

一、什么是乳腺癌

　　乳腺癌，指的是乳腺组织来源的恶性肿瘤。在全球范围内，乳腺癌是女性最常见的恶性肿瘤，我国的乳腺癌发病率也在逐年上升，其增长速度是全球平均水平的两倍。在北京、上海、广州等一些大城市，乳腺癌的发病率已经居于女性恶性肿瘤的首位，严重威胁着广大女性的生命安全和心理健康。因此，认识乳腺癌的危害，早期发现和规范治疗乳腺癌，关爱和照顾乳腺癌患者，已成为中国社会的重要课题之一。那么就让我们从了解乳腺开始，走进乳腺癌防治的科学世界。

（一）乳腺的发生和发育

1. 乳腺从哪里来

　　乳腺是哺乳动物共有的特征性结构，是哺育后代的重要器官，实质上是一种特殊类型的汗腺组织。在胚胎期约 6 周时，人体从腋窝到腹股沟内侧的部分表皮增厚，形成 6~8 对"乳腺始基"。随着胚胎的发育，仅有胸前的一对"乳腺始基"继续发育形成乳芽，其他的都逐渐消退，如果其他区域退化不全就会形成副乳。副乳可以有完整的乳腺结构，也可能只有乳腺组织或副乳头。

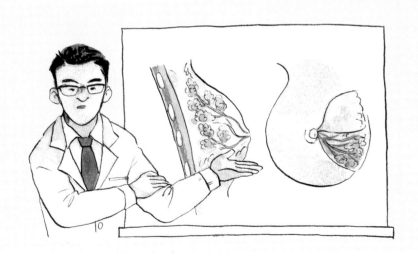

至胎儿 3 个月时，乳芽继续发育增大，形成乳腺芽，其中乳头芽的部分凹陷生长形成孔洞，长入结缔组织形成乳腺管。从胎儿 4 个月开始，乳腺芽进一步增殖、分支，形成 15~20 个初级乳腺导管结构，并合并成 10 条左右的主要乳腺导管和皮肤周围的脂肪腺。胚胎发育至 32 周，导管末端的乳腺实质分化形成原始小叶，同时，乳腺下的结缔组织不断增殖，乳头周围的皮肤出现色素沉着形成乳晕。胎儿期乳腺至此基本发育完成。

2. 新生儿和幼儿的乳腺有什么特点

在新生儿期，由于母亲激素在新生儿体内的生理作用，约 60% 的新生儿可以出现乳腺的某些生理活动，表现为乳头下肿胀或者小结节，有时候还可以从乳头处挤出乳汁样分泌乳，称为"婴乳"。这些现象多数在出生后 2~4 天出现，大约 1~3 周后，随着母体激素的耗竭而逐渐消失。在"婴乳"时期，新生儿乳腺的结构也会在激素的作用下出现增生性改变，直到出生 3~6 个月后才会完全消失。乳腺进入幼儿期后处于完全静止状态，乳腺管狭窄或者完全闭塞，此期间男孩和女孩的乳腺外观没有明显的差异。

3. 青春期乳腺是怎样发育的

青春期是从开始出现性激素活动到性成熟的时期，也是女性一生中乳腺发育最重要的时期。青春期乳腺开始发育后，在卵巢性激素的作用下，整个乳腺，包括乳头、乳晕都相继增大。乳头和乳晕由于皮肤内出现色素细胞而颜色加深，乳腺内的导管系统延伸、分支，腺泡逐渐增生成群，直至形成乳腺小叶，但乳腺体积的增大主要是由于纤维组织和皮下脂肪增多。如果乳腺组织对性激素过于敏感，会发生乳腺肥大，甚至巨乳症；若乳腺增生性病变局限在某一处，可能会引起乳腺纤维或囊性增生症，以及纤维腺瘤。青春期女性的乳腺结节基本都是良性的，乳腺癌极其罕见，因此青春期女性不需要进行乳腺常规体检。

青春期乳腺发育的时间，会因人种、地区、饮食和生活习惯的差异而有所不同。白种人女性 9~13 岁乳腺开始发育，据资料统计，乳腺发育的时间法国平均 11.4 岁，英国 11.1 岁，美国 10.8 岁。我国女性乳腺发育的时间稍晚，但随着物质文化生活水平的提高，这个时间有逐渐提前的趋势。双侧乳腺一般会同时发育，个别情况下可能一侧乳腺先发育，千万不要将发育的乳腺当作"肿瘤"，更不能轻易做手术切除。

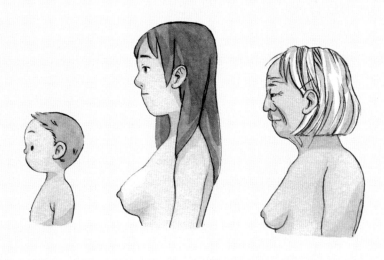

4. **为什么乳腺会随着月经周期出现规律性的疼痛**

女性进入月经期，在大脑司令部（下丘脑和垂体）的指挥下，卵巢开始进行周期性的活动，乳腺的形态和结构也随之出现周期性的变化。我们可以粗略地把乳腺的变化分为三个阶段：

（1）增生期：月经后1周左右，随着性激素水平的逐渐升高，乳腺导管延长、管腔扩大，导管末端的腺管分支增多、扩张，形成新的乳腺小叶。导管周围组织水肿，血管增多，乳腺组织充血。

（2）分泌期：月经前5~7天，由于排卵后孕激素和催乳素水平升高，乳腺小叶的腺管继续延伸扩大，腺泡出现肥大、增生，整个乳腺的体积增大，增生的乳腺小叶可能形成类似结节的感觉。部分女性由于乳腺过度增生，会在这一阶段出现乳房胀痛，有些人还会出现明显的压痛。由于性激素水平与大脑的调节有直接的关系，情绪激动、精神紧张等大脑活动还有可能导致上述表现加重。总的来说，与月经周期有关的乳腺疼痛属于正常的生理现象，而且绝大多数表现轻微，不会影响正常生活，无需过分关注。

（3）月经期：月经来潮后，雌激素和孕激素水平迅速下降，乳腺小叶明显复原退化，小导管和末端腺泡萎缩变小，组织充血和水肿迅速减轻。到月经来潮后1周左右，乳腺退化完全，整体变得松弛，体积较小，乳腺疼痛会逐渐减轻或消失，而这个时期也是进行乳腺体检的最佳时机。

5. 妊娠和哺乳期的乳腺有什么变化

女性怀孕后，体内的性激素水平急剧升高，乳腺也随之出现最为明显的变化，准备行使即将到来的使命——哺乳。妊娠 5~6 周，乳腺和乳头的体积、乳晕的范围都开始增大，乳晕内的突起变得明显，我们称之为乳晕腺。乳晕腺与皮脂腺类似，可以分泌油脂润滑乳头，为婴儿吸吮做准备。而在乳腺内部，乳腺导管末端的分支速度明显加快，数量也显著增多。乳腺小叶末端分支扩展形成大量腺泡，而腺泡之间的纤维组织越来越稀疏。腺泡密集融合，原有的乳腺小叶逐渐组成大叶。到妊娠末期，腺泡细胞分化成含初乳的细胞，开始分泌初乳。

分娩后，腺泡细胞继续分泌初乳。初乳内含有大量的免疫球蛋白和乳铁蛋白，以及其他一些免疫物质。这些成分是新生儿抵抗外界环境变化、健康成长的重要保障。分娩 10 天以上，随着胎盘激素的突然消失，产妇体内的催乳素骤然升高，初乳逐渐过渡为成熟乳汁，开始大量分泌。加上婴儿的吸吮对乳头的刺激，乳汁的分泌可以持续几个月到几年。断奶后，由于上述刺激消失，乳腺迅速发生退化，乳导管萎缩，小叶变小，乳腺慢慢恢复到静止期状态。值得注意的是，妊娠和哺乳期的乳腺增生活跃，有可能使原有的乳腺良、恶性病变加速发展。如果发现孕产妇乳腺异常，不能简单认为是特殊时期的乳腺变化，而应该到专业机构进行乳腺相关体检。

6. 绝经后乳腺会有哪些变化

女性进入更年期，性激素水平会随着卵巢功能的退化而逐渐下降，乳腺也开始萎缩。此时的乳腺，导管管腔变细，腺泡细胞萎缩直至消失，但由于脂肪聚集，乳腺外观可能反而变得肥大。这个过程一直持续到绝经后，随着新的激素状态趋于稳定，乳腺也进入新的静止期。更年期和绝经后期是乳腺癌的高发时期，也是乳腺癌筛查的重点阶段。所有女性都应该到专业医疗机构，按规范要求进行定期的乳腺癌筛查。

（二）乳腺的组织结构和乳腺癌的发生发展

1. 乳腺癌从哪里来

乳腺主要由三种结构组成：皮肤、皮下组织和乳腺组织，后者又包括乳导管、腺泡和小叶间结缔组织。乳导管末端膨大形成腺泡，是产生和输送乳汁的基本功能单位。10~100个腺泡及其乳导管分支形成腺小叶，20~40个腺小叶组成腺叶，单独或者和其他腺叶共同开口于乳头。从乳头导管开口到腺泡，腺叶的管腔表面分布着各种不同的上皮细胞，具有各自不同的功能。上皮细胞的癌变是乳腺癌的主要发生方式，占所有乳腺恶性肿瘤的99%以上。也就是说，我们日常提到的乳腺癌，实际上是指乳腺导管和腺小叶上皮来源的乳腺恶性肿瘤。

在乳腺的腺小叶之间，还填充着大量的结缔组织，我们称之为乳腺间质。结缔组织的成分非常复杂，但主要是脂肪组织和纤维组织，广义的结缔组织还包括乳腺的血管和淋巴系统，这些细胞和组织共同承担着连接、支持、营养、保护腺小叶的任务，是乳腺正常行使功能的支持系统。结缔组织中的各种细胞同样会发生恶变，形成一种罕见的乳腺恶性肿瘤——乳腺肉瘤。乳腺肉瘤占乳腺恶性肿瘤的比例不到1%，尽管其临床特征在某些方面与上皮来源的乳腺癌类似，但治疗和预后与乳腺癌完全不同。

此外，由于乳腺的皮肤和皮下组织属于全身皮肤系统的一部分，与乳腺的形态和功能并没有直接的关系，因此乳腺癌通常不包括皮肤和皮下组织来源的恶性肿瘤。

2. 什么是乳腺原位癌

在乳腺导管和小叶的上皮细胞外，有一层肌上皮细胞，又称为基底膜。如果癌变局限于乳腺上皮细胞层而没有突破基底膜，未侵犯乳腺间质的组织、血管和淋巴管，这类乳腺癌我们称为原位癌，包括导管原位癌和小叶原位癌。与之相对的，癌细胞一旦突破基底膜，就存在淋巴和远处转移的风险，我们称之为浸润性乳腺癌。

（1）导管原位癌：导管原位癌是局限于乳腺导管内的上皮细胞恶变，多数发生在终末导管部位，偶尔会发生在大导管。由于没有突破基底膜，理论上导管原位癌没有转移的可能性。在2012年的世界卫生组织乳腺肿瘤分类中，导管原位癌被定义为浸润性乳腺癌的癌前病变。一项研究曾经随访过28例只做活检的低级别导管原位癌，其中11例最终出现了活检部位的浸润性乳腺癌。导管原位癌并不少见，在发达国家中，导管原位癌占所有新发乳腺癌的15%~20%，我国在乳腺癌筛查普及之前，导管原位癌的比例较低，不到新发乳腺癌的5%。随着筛查的普及，上海市曾报道导管原位癌占新发乳腺癌的比例为14.7%，仍低于发达国家水平。

（2）小叶原位癌：小叶原位癌发生于导管末端小叶，是一种很少见的病理改变，具有多象限、双侧发病的特点。早期人们认为小叶原位癌是腺小叶上皮细胞发展为乳腺癌的一个暂时阶段，属于癌前病变。但随着研究的深入，现在多数观点认为小叶原位癌只是癌变的危险因素，而不是癌前病变。因此病理诊断为小叶原位癌的患者，治疗上应当以药物预防或随访观察为主，而不是手术切除乳房。

（3）乳头佩吉特病：又称为湿疹样癌，是一种以乳头乳晕区皮肤反复破溃、结痂为特征的少见类型的乳腺癌，严重时会出现经久不愈的溃疡，甚至导致乳头乳晕复合体结构的破坏。乳头派杰氏病常伴发导管内癌，大多数情况属于原位癌的范畴。少数佩吉特病可以伴有显著的浸润性乳腺癌，这种情况下应按浸润性癌进行分类，并注明伴发乳头佩吉特病。

3. 浸润性乳腺癌有哪些类型

上皮细胞的癌变一旦突破基底膜，就发展成为浸润性乳腺癌。根据癌细胞来源的不同，我们将乳导管上皮细胞发生癌变后产生的浸润性癌称为浸润性导管癌，而腺小叶或腺泡上皮细胞来源的称为浸润性小叶癌。其中浸润性导管癌是乳腺癌中最常见的类型，约占所有浸润性癌的 70%~75%；第二常见的类型就是浸润性小叶癌，约占所有浸润性癌的 5%~15%。除了两种常见类型外，少部分乳腺癌的分化分布具有一定的特点，病理学家根据癌组织和癌细胞的形态又命名了小管癌、筛状癌、乳头状癌、微乳头状癌、髓样癌、黏液癌、神经内分泌癌、大汗腺癌等特殊类型的浸润性乳腺癌。

4. 什么是乳腺癌前病变

根据世界卫生组织的规定，发展成癌的可能性超过 20% 的病变即为癌前病变。传统认为，癌前病变是细胞形态异常、细胞增生活跃或者分化异常，将来可能发展成癌的增生性病变。这些病变是乳腺癌发展的一个阶段，在危险因素的作用下可以发生恶变，但致病因素一旦解除，病变也可能保持稳定甚至退变，恢复至正常或者较正常状态。

对于乳腺癌前病变具体包括的内容，学者们到现在仍有不同意见。前面提到的导管原位和导管内乳头状癌是较为明确的癌前病变，小叶原位癌是否为癌前病变一直有争议，目前倾向于只是危险因素。其他癌前病变还包括导管上皮不典型增生、导管内乳头状瘤等，其中重度导管上皮不典型增生在细胞形态上和导管原位癌非常相似，也属于公认的癌前病变。需要特别指出的是，还有一种普通型导管上皮增生，属于良性的导管上皮增生性病变，不可因为名称与导管上皮不典型增生相近，就误认为是癌前病变。

5. 乳腺淋巴系统与乳腺癌的淋巴转移

乳腺癌最容易转移的部位是淋巴结，熟悉乳腺的淋巴系统，对了解乳腺疾病，尤其是乳腺癌的各种表现十分重要。乳腺的淋巴系统主要包括乳腺表面皮肤和乳腺内的淋巴管、由乳腺向外引流的淋巴管和乳腺周围区域淋巴结。

乳腺内有丰富的淋巴管，并且相互吻合成网状。这些淋巴管起源于乳腺小叶周围的毛细淋巴管，逐级汇聚形成淋巴管网。从乳腺表层到深层，从乳头乳晕区的乳晕下淋巴管到小叶周边和皮肤真皮下淋巴管，其中的淋巴液向周围离心状单向流动，进入乳腺向外引流的较大淋巴管，流向腋窝淋巴结和胸骨旁的内乳淋巴结。据估计，乳腺内的淋巴液约有3%回流到内乳淋巴结，97%回流到腋窝淋巴结。当发生乳腺癌时，癌细胞接触到乳腺小叶周围的毛细淋巴管网，就可能随着淋巴液进入毛细淋巴管，经过上述途径到达乳腺周围区域的淋巴结，这也解释了为什么乳腺癌最常见的区域转移是腋窝淋巴结转移。

如果乳腺疾病导致正常的淋巴引流途径发生阻塞，淋巴液还可能通过皮下淋巴管逆流到对侧乳腺和腋窝、胸腹部皮肤，甚至经腹直肌和韧带直接进入肝脏。

6. 乳腺的血管系统

（1）乳腺的动脉：乳腺的动脉血液供应全部来源于腋动脉及其分支动脉，最主要的分支是胸廓内动脉和胸外侧动脉。这些动脉的分支穿过乳腺表层的皮下和乳腺深层的脂肪进入乳腺，在乳腺内形成三维立体的血管网络，最终分支为毛细血管网，营养乳腺内的各种组织。

（2）乳腺的静脉：静脉起源于乳腺实质内的毛细血管网，与动脉类似但血流方向相反，汇聚为浅层和深层的静脉。浅层静脉注入胸廓内静脉和颈浅静脉，深层静脉注入胸廓内静脉、肋间静脉，或者直接注入腋静脉。极少数乳腺癌患者会在淋巴结没有转移的情况下先出现远处转移，可能与癌细胞经静脉直接进入血液有关。

（三）与乳腺有关的激素

乳腺作为女性第二性征的典型结构，是多种激素作用的靶器官，其发育和生理功能受到体内多种内分泌激素的调控，其中卵巢和脑垂体对乳腺的影响最大。了解乳腺与内分泌激素的关系，对认识乳腺癌的发生、发展和治疗，有重要的意义。

1. 雌激素和孕激素

雌激素是最重要的女性激素，平时主要由卵巢产生，肾上腺皮质也有少量分泌，妊娠期女性的胎盘也会分泌大量的雌激素。在乳腺的上皮细胞内，存在着一种叫雌激素受体的蛋白质分子，它与雌激素结合后刺激乳腺的生长和发育。在雌激素的作用下，乳腺导管会出现广泛增生、延长，乳腺间质的结缔组织会出现增生。

孕激素是由卵巢黄体细胞和孕期胎盘产生的性激素，它能与乳腺上皮细胞内的孕激素受体相结合，与雌激素协同作用于乳腺导管的进一步发育，促进腺泡和腺小叶的形成。

作为乳腺上皮细胞来源的癌肿，大约80%的乳腺癌细胞内同样存在雌激素受体和孕激素受体，在雌激素和孕激素的作用下增殖和分化。针对这种类型的乳腺癌，抗雌激素治疗可以取得良好的治疗和抑制复发转移的效果。

2. 促性腺激素

促性腺激素由脑垂体分泌，主要有卵泡刺激素和黄体生成素，参与卵巢功能的调节。前者可以促进卵泡的发育和成熟，并促进卵泡分泌雌激素；后者参与卵泡发育，促进排卵和黄体形成，使黄体分泌孕激素，并参与雌激素的调节。在女性的一生中，随着卵巢功能的变化，促性腺激素水平也会发生相应的变化。两者可以较为准确地反映卵巢衰退的情况，是乳腺癌内分泌治疗的重要参考指标。

3. 催乳素

催乳素又称泌乳素，是对婴儿吸吮反应最明显的分泌激素。当催乳素及其受体在腺泡的分泌细胞中结合，就会促进乳汁的产生。此外，催乳素还可以协同雌激素和孕激素，刺激乳腺的生长、发育和分化。当脑垂体发生病变时，有时可导致催乳素过度分泌，从而出现病理性的溢乳，需与乳腺癌导致的病理性溢液区分。

（四）乳腺癌的特殊类型

1. 男性会得乳腺癌吗

男性的乳腺同样存在乳腺组织，因此也可能发生乳腺癌。男性乳腺癌是少见的恶性肿瘤，占所有乳腺癌的不到1%，男性恶性肿瘤的0.1%。据统计，男性乳腺癌的发病率随着年龄增加而升高，在70岁以后达到高峰。地区分布上，非洲男性的发病率最高，亚洲男性发病率较低。

由于男性乳腺组织不发达，主要集中在乳晕区，因此男性乳腺癌的肿块多数发生在乳晕及其周围区域。男性乳腺癌主要表现为无痛性肿块，一般为单侧发病。随着疾病的进展，肿物可以和皮肤粘连、固定，并出现皮肤上的癌结节。尽管临床表现非常明显，但由于男性对乳腺癌的认识往往不足，经常导致延误诊断，就诊较晚，且半数以上的患者出现淋巴结转移。

男性乳腺癌病例数少，很难进行大规模的系统性研究，治疗上多参考同类型女性乳腺癌的方案。但由于诊断和治疗时机较女性晚，男性乳腺癌的生存率低于女性。因此，男性如果乳腺出现肿块或其他异常现象，同样应该及时去专业医疗机构就诊，做到早诊断，早治疗。另外据发达国家数据显示，男性乳腺癌患者发生对侧乳腺癌的风险较普通人群高30倍，所以男性乳腺癌患者治疗后，应定期进行常规复查，警惕对侧乳腺癌的发生。

2. 副乳腺会长癌吗

前面我们提到，胸部以外的"乳腺始基"如果退化不全，就会残留副乳腺。副乳腺多数位于腋窝，有时候还会见于腹壁或腹股沟。副乳腺具有乳头、乳晕和乳腺组织的部分或全部成分，因此，副乳腺同样可能发生乳腺癌，但发病率很低，仅占所有乳腺癌的0.1%~0.6%。男女均可发病，以女性多见。

副乳腺癌通常表现为腋下或腋前的肿物，随着疾病的进展，会发生肿瘤部位皮肤的水肿、粘连甚至破溃。副乳腺癌的病理类型与乳腺癌类似，最常见的也是浸润性导管癌，但有报道指出其腋窝淋巴结转移的比例高达 76%，远高于乳腺癌。

由于副乳腺癌的发生与乳腺癌同源，治疗上同样参考乳腺癌的治疗方案。即使经过治疗，国内报道的副乳腺癌生存率也比同时期的乳腺癌低，可能与副乳腺癌更容易出现转移有关。随着乳腺癌筛查的普及，副乳腺常见的腋窝部位也能被检查到，相信副乳腺癌的诊断和治疗会相应提前，治疗效果也会越来越好。

3. 警惕不明原因的乳腺皮肤炎症

乳腺炎是一种常见疾病，哺乳期尤其高发。但是有一种乳腺癌，它的首发表现与急性乳腺炎十分相似，这就是炎性乳腺癌。作为局部晚期乳腺癌的一种特殊类型，炎性乳腺癌具有起病快、进展迅速、较早出现区域淋巴结和全身转移、治疗效果差的特点。

炎性乳腺癌发病年龄较小，为 28~60 岁。发病时乳腺表面皮肤与普通炎症类似，呈明显的紫红色并伴有水肿。通常当红肿面积占到整个乳房皮肤的 1/3 以上时，就要考虑炎性乳腺癌的可能性。与普通炎症不同的是，炎性乳腺癌的乳房中多能摸到较大的肿块，乳腺周围区域的淋巴结也会有明显的转移。尽管患者的局部"炎症"看上去很重，但却没有全身的炎症表现如发热等，且按普通炎症进行抗感染治疗无效。

炎性乳腺癌是乳腺癌中治疗效果最差的类型，仅靠手术治疗的平均生存期不到 15 个月，局部复发率高达 50%。因此炎性乳腺癌必须进行包括化疗、内分泌治疗在内的全身治疗为主的综合治疗。但尽管如此，炎性乳腺癌的生存时间仍然明显低于其他类型的局部晚期乳腺癌。

4. 所有的乳腺癌都会出现乳腺病变吗

在乳腺科，有的患者乳腺检查没有发现任何异常现象，仅仅是由于体检或自查发现腋窝淋巴结肿大来就诊的，但是淋巴结活检的结果却提示淋巴结的癌细胞来源于乳腺。这种类型的乳腺癌，我们称之为隐匿性乳腺癌。

隐匿性乳腺癌的发生机制并不十分清楚，但多数学者认为，乳腺上仍然存在原发病灶，而且最可能来源于同侧乳腺，只不过由于人体免疫防御的抑制，表现为临床无法发现的微小病灶。因此对于隐匿性乳腺癌，首先要做的是全面而细致的乳腺检查，采取一切手段力争发现乳腺上的原发病灶。如果影像学检查仍然不能发现，手术时也应考虑选择切除乳房。研究发现，大约 2/3 的隐匿性乳腺癌患者在对其乳腺切除标本进行病理检查后，可以发现乳腺病变。

值得注意的是，其他部位的恶性肿瘤也可能转移到腋窝淋巴结，如呼吸和消化系统、上肢或者胸背部的黑色素瘤和皮肤癌等，腋窝淋巴结自身也可能发生良性肿大或原发性淋巴瘤，因此诊断隐匿性乳腺癌还需要进行详细的全身检查，并由病理医师进行全面的肿瘤来源分析，最终作出这一判断。

（曹威）

二、排名榜首的女性恶性肿瘤

（一）什么是流行病学、发病率和死亡率

1. 什么是流行病学

流行病学（epidemiology）是研究特定人群中疾病、健康状况的分布及其决定因素，并研究防治疾病及促进健康的策略和措施的科学，是预防医学的一个重要组成部分，是预防医学的基础。

其主要任务不仅是研究防治疾病的具体措施，更应研究防治疾病的对策，以达到有效地控制或预防疾病、伤害，促进和保障人类健康的目的。研究对象是人群，包括各型病人和健康人；主要研究方法是到人群中进行调查研究；其任务是探索病因，阐明分布规律，制订防制对策，并考核其效果，以达到预防、控制和消灭疾病的目的；同时，流行病学的任务还有预防疾病、促进健康。在研究人群中疾病及健康状况及其影响因素的基础上，还要预防疾病在人群中发生，促进人们的健康，使人类延年益寿。

2. 什么是发病率和死亡率

发病率表示在一定期间内，一定人群中某病新发生的病例出现的频率。是反映疾病对人群健康影响和描述疾病分布状态的一项测量指标。发病率可用来反映疾病对人群健康的影响，发病率高说明疾病对健康影响大，发病率低说明疾病对健康影响较小。发病率可用作描述疾病的分布情况。通过比较不同特征人群的某病发病率，可探讨病因和对防治措施进行评价。

死亡率表示一定时期内，因患某种疾病死亡的人占患病总人数的比例。一定时期对于病程较长的疾病可以是一年，病程短的可以是月、天。

·········· （二）全球乳腺癌的发病率、死亡率及其变化趋势 ··········

1. **全球乳腺癌的发病率**

全球范围内，迄今相当长的时间，女性乳腺癌的发病率始终占据着女性恶性肿瘤发病率的第一位。因此，乳腺癌在全球范围内都是威胁女性健康的公共卫生事件。世界癌症研究中心的全球流行病统计数据（GLOBOCAN，2018）公布的数据显示，2018 年，全球范围内共有近 210 万例新发乳腺癌病例，年龄标化发病率为 46.3/10 万，也就是说 2018 年每 10 万女性中有 46 人被新诊断为乳腺癌，占到了所有女性恶性肿瘤的四分之一，这意味着每四名女性恶性肿瘤患者中，就有一名罹患乳腺癌。去除年龄结构影响的年龄标化发病率，最高的地区依次为大洋洲（澳大利亚、新西兰）、欧洲西部（比利时、荷兰、法国）、欧洲北部（英国、瑞典、丹麦、芬兰）和北美洲，分别为 94.2/10 万、92.6/10 万、90.1/10 万和 84.8/10 万；我国所处的东亚地区，其年龄标化发病率为 39.2/10 万；发病率最低的地区依次为中南亚、非洲中部、非洲东部，分别为 25.9/10 万、

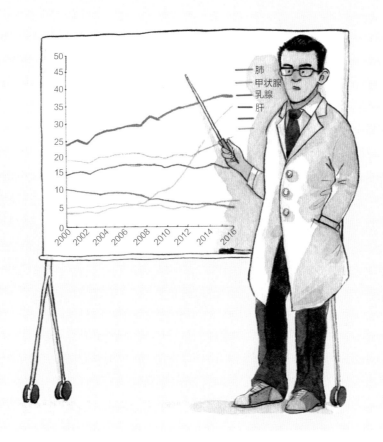

27.9/10 万和 29.9/10 万。不难看出,乳腺癌的发病率在发达国家和发展中国家存在显著差异。在过去 20~30 年中,乳腺癌发病率在发达国家中呈稳定或稍有增长的趋势,而在发展中国家中,呈现出快速增长趋势。

根据美国癌症协会的最新数据,全美 2020 年有近 28 万例新发乳腺癌确诊病例,占女性新发恶性肿瘤近三成,远高于排在第二位、第三位的肺癌和结直肠癌,发病率为肺癌的 2.5 倍、结直肠癌的 3.75 倍。该协会数据显示,在美国,一生中,每 8 个女性就有 1 个存在罹患乳腺癌的可能性。

乳腺癌在全球不同地区的发病率存在明显区别,提示人种、遗传因素可能是影响其结果的因素之一。对于生活在同一地区的不同人种而言,尽管其生活方式、收入、饮食习惯、环境因素、年人均收入等社会因素相似,但不同人种的发病率仍然不同。比如美国,美国国立癌症研究所的数据显示,白人的乳腺癌发病率要明显高于该国的非洲裔、亚裔和拉美裔的乳腺癌发病率,这些差异提示乳腺癌的发病率可能受人种的影响。与此同时,可能也提示其与社会经济水平存在一定相关性。值得一提的是,世界范围内的移民流行病学研究发现,虽然遗传因素(如 *BRAC* 基因突变、家族性乳腺癌等)导致的乳腺癌约占乳腺癌发病率的 5%~10%,但低风险乳腺癌人群在移民至高风险乳腺癌地区后,其乳腺癌发病率在其连续几代的后代中均明显升高,提示诸如生活方式、环境因素等外因可能是影响乳腺癌发病率的主要因素。

2. 全球乳腺癌的死亡率

世界癌症研究中心的全球流行病统计数据(GLOBOCAN,2018)公布的数据显示,2018 年,全球范围内共有近 62 万例乳腺癌相关死亡病例,年龄标化死亡率为 13.0/10 万,从 8.6/10 万 ~25.5/10 万不等。大洋洲(澳大利亚、新西兰)、欧洲西部(比利时、荷兰、法国)、欧洲北部(英国、瑞典、丹麦、芬兰)和北美洲的年龄标化死亡率分别为 12.6/10 万、15.5/10 万、14.1/10 万和 12.6/10 万;我国所处的东亚地区,其年龄标化死亡率为 8.6/10 万。

3. 全球乳腺癌的变化趋势

(1)发病趋势:世界范围内,近 30 年,女性乳腺癌的发病率均呈上升趋势。据统计,1980 年,全球乳腺癌新增病例为 64 万例左右,而这一数字在 2010 年已经上升至 164 万例左右,增幅高达 156%,每年平均增幅超过 3.1%,

这可能主要因为暴露于乳腺癌危险因素的女性数量增多、人口老龄化等问题。这其中，乳腺癌发病率的变化在发达国家和发展中国家呈现出各自不同的特点。在发达国家中，乳腺癌的发病率在 20 世纪 80—90 年代出现大幅增长，主要表现为 50 岁以上女性发病率的激增，这可能是由于乳腺钼靶检查开始大量应用于乳腺癌的筛查工作使得乳腺癌的检出率增高以及部分女性在绝经后使用性激素替代治疗所导致的发病率增高。而近 10~20 年，发达国家乳腺癌发病率呈现出缓慢上升甚至趋于稳定的态势，这主要归因于人们在意识到绝经后女性使用性激素替代治疗会增加乳腺癌患病风险后，停止了该方法。

发展中国家的乳腺癌发病率虽然尚明显低于发达国家水平，但其增长势头却十分明显，尤其在一些传统被认为发病率低的国家，增速尤其明显。例如，在过去 30 年，新加坡的乳腺癌发病率以每年 3.9% 的速度迅速增长；同期，非洲地区的乳腺癌发病率增加了近 2 倍，拉丁美洲的发病率也较前增长了 1 倍。与发达国家乳腺癌发病率增长主要为 50 岁以上女性不同，发展中国家乳腺癌的发病率在各年龄段中均呈现显著增长。

（2）死亡趋势：虽然从 20 世纪 80 年代至 21 世纪 10 年代，全球每年乳腺癌死亡病例逐年增长，但自 20 世纪 90 年代以来，发达国家的乳腺癌病死率出现了持续下降。在美国，乳腺癌的死亡率在经过多年的缓慢增长（从 1975 年至 1990 年，每年增长 0.4%）后，从 1990 年至 2010 年下降了约 34%，50 岁以下妇女的下降幅度（每年下降 3.1%）大于 50 岁以上妇女的下降幅度（每年下降 1.9%）。现有研究结果表明，乳腺癌死亡率的下降归因于治疗和早期发现的改善，其中，乳腺钼靶应用于乳腺癌的筛查所致的早期发现和辅助治疗效果的改进扮演了同样重要的作用。

（三）中国乳腺癌的发病率、死亡率及其变化趋势

1. 中国乳腺癌的发病率

乳腺癌是中国女性最常见的恶性肿瘤，根据全国肿瘤防治办公室 2015 年更新的数据，2011 年中国女性乳腺癌发病人数约 24.9 万人，发病率 37.86/10 万人，世界标化率为 26.65/10 万人。全国范围内，城市地区的新发病例约 15.8 万，占比 60% 以上，农村地区新发病例约 9.1 万，城市地区的发病率和累

积发病率均高于农村，为其 2 倍；乳腺癌发病率在城市地区位居女性恶性肿瘤第 1 位，而在农村地区女性中位居第 4。从地域分布看，在经济较发达的东南沿海城市，如广州，乳腺癌发病率为 42.7/10 万；与之相对应的是，在经济欠发达地区，如我国西部，乳腺癌的发病率仅为 7.9/10 万，这与前文提到的乳腺癌在世界范围内的发病率差异存在相似性。从年龄分布看，我国乳腺癌的发病率随年龄增长而增加，30 岁以后发病率快速上涨，并在 45~55 岁、70~74 岁达到高峰。

2017 年北京市共报告女性乳腺癌 5 079 例，占女性恶性肿瘤新发病例的 20.5%。发病率由 2008 年的 63.01/10 万上升至 2017 的 74.49/10 万。

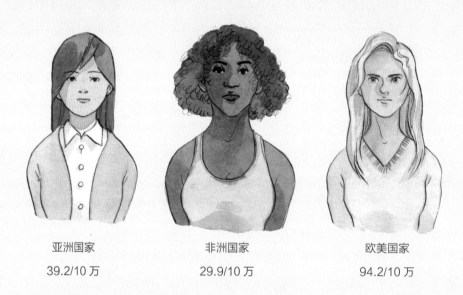

亚洲国家	非洲国家	欧美国家
39.2/10 万	29.9/10 万	94.2/10 万

2. 中国乳腺癌的死亡率

根据全球流行病统计数据（GLOBOCAN，2012）公布的数据，2011 年，中国有近 6.0 万例乳腺癌相关死亡病例，标化死亡率约为 5.4/10 万，其中城市地区为 7.2/10 万，农村地区为 4.6/10 万，近 30 年呈增长趋势。从研究结果来看，城市地区死亡率较农村地区高的原因可能是数据登记质量差异以及人口年龄构成不同。

3. 中国乳腺癌的变化趋势

中国是人口最多的发展中国家，同时也是世界上人口最多的国家。近些年随着经济水平的快速发展，我国的城市化进程逐年加快，目前，约有

47% 的人生活在城市地区。随着城市化的快速发展以及中等收入人群比例的增加，国民的生活方式、生活习惯逐渐发生变化，越来越多的女性暴露于罹患乳腺癌的危险因素中，并且随着人们对自身健康的重视以及定期体检的普及，我国乳腺癌的发病率近年呈不断上升趋势。2008 年，中国新发乳腺癌病例接近 17 万例，乳腺癌相关死亡病例 4.5 万例，并且随着中国癌症登记覆盖人数的逐年增加，该数据有可能进一步上升。

根据全国肿瘤防治办公室 2015 年更新的数据，与发病率变化趋势相似，乳腺癌相关死亡率在我国同样呈上升趋势，并且在城市地区和农村地区均呈上升趋势。据统计，我国乳腺癌相关死亡率从 20 世纪 70 年代的 2.95/10 万上升至 21 世纪初的 5.09/10 万，虽然该数据同时也受统计不完全的影响，但仍可明确地看出其增长趋势。这种趋势与发达国家乳腺癌死亡率近年呈下降趋势的变化截然不同，考虑可能是因为有效、规范的早癌筛查在我国仍不成熟，以及规范、合理的系统治疗完成性较低。现今，中国乳腺癌的发病率和死亡率数据是不全面的，因此，根据目前中国癌症登记中心的数据，很难准确地计算乳腺癌发病率、死亡率的相关数据。

（陈雪）

三、哪些人更容易得乳腺癌

通过前面的介绍，各位读者已经了解了一部分乳腺癌相关的知识，比如什么是乳腺癌，中国女性面临的乳腺癌患病风险有多大等。那么接下来各位女性所关心的一个问题很可能就是：为什么有些人会患上乳腺癌？我是不是也会患上乳腺癌？出于对肿瘤的恐惧心理，部分女性可能会产生过于紧张和焦虑的情绪，总是担心自己的饮食习惯、生活习惯、遗传特点是不是会导致自己患上乳腺癌。事实上，这些担心大多数是不必要的。当然，并不是说我们完全不能左右疾病的发生，只能坐等疾病的降临。随着人们对疾病了解的深入，对于乳腺癌发生发展的特点有了更多的了解，我们有可能分辨出一些和乳腺癌相关的危险因素。正确地认识这些危险因素，将有助于大部分健康女性通过健康的生活习惯，远离疾病。而少部分真正具有高危因素的女性，也能够根据自身情况，做出必要的安排（比如采取更加适合的乳腺病变复查方式），从而能够更好地应对疾病的风险。

要了解哪些女性容易罹患乳腺癌，我们首先从了解乳腺癌的发病原因入手。

（一）乳腺癌的发病原因

1. 乳腺癌的本质是什么，起源在哪里

人的身体由数万亿个细胞组成，各个细胞在人体复杂精确的调控机制作用下，各司其职，发挥作用。人体不再需要的细胞，或者是受到损伤的细胞，会被机体自然淘汰，由新分化出来的正常细胞替代。这套调节细胞生死的系统，对人体至关重要，而当这套调节系统出现异常，细胞开始失去控制时，肿瘤就开始出现了。因此癌症从本质上来说是一种细胞疾病。而乳腺癌从本质上来说是乳腺上皮细胞在多种致癌因子的作用下发生的从人体正常调控机制逃逸的现象。

本书的第一部分已经详细介绍了女性乳房主要由乳腺小叶（即产生母乳的腺

体）、各级导管（将母乳从小叶运至乳头的小管）和基质（脂肪组织、导管和小叶周围的结缔组织、血管、淋巴管等）组成。乳腺导管的末端称为终末导管小叶单位，是乳腺结构和功能的基本单位。这个地方的上皮细胞出现恶变逐渐形成肿瘤，是乳腺癌最常见的起源部位。淋巴液是一种透明的液体，能给细胞提供水分和养料。它从乳腺组织引流到间质内的淋巴管，然后流向乳房引流区的淋巴结。引流乳房区域淋巴液的大部分淋巴结都在腋窝附近，这些淋巴结被称为腋窝淋巴结。当肿瘤进展到一定阶段时，常常可以在腋下淋巴结发现癌细胞。因此腋下淋巴结的检查可用于区分癌症扩散的进程及阶段。乳腺癌继续进展扩散到身体的其他组织或器官，例如骨骼、肝脏及肺部，一般被称为转移性乳腺癌，也就是医生平时提到的晚期乳腺癌。

2. 乳腺癌细胞与正常细胞有何区别

上面已经提到，正常细胞在需要时会增加数量，也会在衰老或受损时正常死亡。相比之下，癌细胞可以不受控制地快速制造新细胞并长期生存。癌细胞与正常细胞的区别主要体现在三个方面：①癌细胞产生不需要的新细胞，它们在老化或受损时不会很快死亡，随着时间的推移，癌细胞会逐渐在乳房内形成肿块，可以在体格检查或影像学检查中被发现，我们称之为原发肿瘤。②癌细胞能侵入周围组织，如果不治疗，原发肿瘤会通过导管或小叶生长到基质中。没有侵入基质的乳腺癌被称为"非浸润性癌或原位癌"；侵入基质的乳腺癌则称为"浸润性癌"。③与正常细胞不同，癌细胞能离开乳腺，即发生转移。在这个过程中，癌细胞脱离肿瘤，进入血液或淋巴内，然后通过血液或淋巴管播散到其他部位。一旦进入其他部位，癌细胞就可能形成继发性肿瘤。随着时间的推移，可能出现重大的健康问题，甚至危及患者生命。

3. 目前能够确定乳腺癌的发病原因吗

为何有些女性会患乳腺癌，而大多数的其他女性不会，这是很难解释清楚的问题。乳腺癌的诱因可能是一系列的事件，它们使正常细胞发生变异进而促使了肿瘤的发生。许许多多的因素，包括我们已知的及未知的因素，都可能在乳腺癌的发生过程中发挥作用，并不能简单地说某位患者的乳腺癌就是由一个特定原因引起的。

（二）什么是危险因素，乳腺癌的危险因素有哪些

虽然乳腺癌的病因尚未完全清楚，但是研究发现乳腺癌的发病存在一定的规律性，具有某些特定特征的女性更容易患乳腺癌。因此，有必要引入危险因素的概念。危险因素是指任何可能影响患病（如患乳腺癌）可能性的因素。但有一个或多个危险因素并不就意味着一定会得该病。研究人员已确认了一系列与增加乳腺癌风险有关的因素。这些因素包括遗传、激素、环境因素及年龄等，它们之间互相联系，可以共同导致癌症的发生。总体来说，乳腺癌危险因素可分为两大类：个人无法改变的乳腺癌危险因素和生活方式相关的乳腺癌危险因素。

1. 个人无法改变的乳腺癌危险因素有哪些

（1）性别、年龄、民族和种族因素

性别是乳腺癌的一个重要的危险因素。仅仅作为女性就是患乳腺癌的危险因素。虽然男性也可能患上乳腺癌，但这种疾病主要发生于女性，乳腺癌患者中男性仅占约1%。

随着年龄的增加，女性患乳腺癌的风险会增加。我们可以回忆一下，三四十年前，我们很少听说周围有人患恶性肿瘤，而近年来，似乎患恶性肿瘤的人越来越多了。除了生活方式、环境因素的影响外，中国人均寿命的明显延长是一个重要的原因。对于30岁以下的女性，乳腺癌不是常见疾病，但随着年龄的增长，患乳腺癌的风险会增加。75%的乳腺癌发生于50岁以上的女性人群。美国国家癌症学会（National Cancer Institute）预测，在美国，8名女性中就有1人会在其人生的某个时间里发展成乳腺癌患者。但这个数据多少有些误导性，因为它所指的是年龄超过89岁的女性一生患乳腺癌的风险。对于年龄80岁的女性，患乳腺癌的可能性仅为1/10。

民族和种族是影响乳腺癌发生的重要因素之一。总体而言，白人女性患乳腺癌的可能性略高于非裔美国女性。但在45岁以下的女性中，乳腺癌在非裔美国女性中更常见。亚洲女性患乳腺癌的风险较低。

（2）环境因素

环境因素也在乳腺癌的发展过程中起作用。环境因素指围绕在我们周围，时时和我们发生关系的各种因素的综合，包括任何非遗传的或非先天的因素，包括女性的饮食、生活、学习的方式，对致癌因素的暴露等。全世界不同地区关于乳

腺癌发生率的研究说明，环境因素的确会影响癌症的发生风险。例如，亚洲和非洲的乳腺癌发生率低于美国。但移民到美国的亚洲女性，在几代人里，后代的乳腺癌发生率接近美国女性发生率。另外，在日本和我国经济发达地区，随着生活方式西方化，乳腺癌的发生率也逐渐上升。

（3）乳腺癌家族史和既往史

除了性别和年龄外，乳腺癌家族史是已知乳腺癌相关的最强危险因素。有15%~20%的乳腺癌女性有家族史。一般来说，直系亲属患乳腺癌的人数越多，风险就越大。并且亲属确诊时的年龄越小，风险越大。据估算，当某位女性有1个二级亲属（如姑、姨或祖母）患乳腺癌时，该女性患乳腺癌的可能性是无乳腺癌家族史者的1.5倍；当某位女性有1个直系亲属（如母亲、姐妹或女儿）患乳腺癌时，该女性患乳腺癌的可能性是无乳腺癌家族史者的2倍；当某位女性有2个直系亲属（如母亲、姐妹或女儿）患乳腺癌时，该女性患乳腺癌的可能性是无乳腺癌家族史者的3倍。

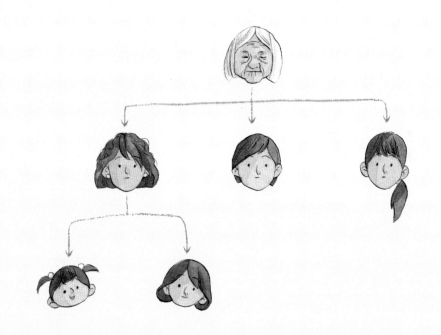

既往一侧已经确诊过乳腺癌的女性，对侧乳腺或既往患病侧乳腺的其他部位出现新发癌（并非第一个癌症的复发）的风险会增加。患有一侧乳腺癌的女性，对侧乳房患新的癌症的风险会增加3~4倍。有乳腺癌家族史的女性以及首次确诊时年轻的女性，再次新发乳腺癌的风险更高。

（4）特定的遗传基因

1）为什么肿瘤可以看做是一种基因疾病：大多数癌症，包括乳腺癌，在发病过程中都会出现一定的基因层面的异常（基因或染色体的改变）。因此乳腺癌也可以看做是一种基因疾病。但是乳腺癌中大多数的基因异常都是不会直接遗传的，所以基因异常可能是通过其他方式遗传或是后天形成的（比如自发出现的）。

2）什么是遗传性乳腺癌：大约 5%~10% 的乳腺癌被认为是遗传性的，即遗传性乳腺癌，这种乳腺癌是指具有明确遗传基因的乳腺癌，肿瘤的易感性通过易感基因被遗传。遗传性乳腺癌最常见的原因是 BRCA1 或 BRCA2 基因的遗传突变。其他易感基因（如 ATM、TP53、CHEK2、PTEN、CDH1、STK11、PALB2）的突变也会导致遗传性乳腺癌，但这些基因突变不常见，且大多数基因突变增加患乳腺癌的风险没有 BRCA 基因那么多。在正常细胞中，BRCA1 或 BRCA2 基因可帮助制造修复受损 DNA 的蛋白。这些基因的突变版本可导致细胞生长异常，最终癌症发生。遗传性乳腺癌的临床特点包括发病年龄早（如 <35 岁）、双侧乳腺癌、多中心多病灶乳腺癌等。

3）什么是家族性乳腺癌：遗传性乳腺癌要注意和另一个概念——家族性乳腺癌区分，家族性乳腺癌是指在一个家族中有 2 个或 2 个以上具有血缘关系的成员患有乳腺癌。大部分遗传性乳腺癌都具有家族聚集性，属于家族性乳腺癌的一个子集，约占家族性乳腺癌的一半，但有一小部分遗传性乳腺癌在分布上表现为散发性而没有家族史。仅仅因为有一两个患乳腺癌的亲属并不意味着家族中有遗传性乳腺癌。有乳腺癌家族史的大多数女性，并不存在造成癌症的特定的遗传基因，相反，另有其他增加患乳腺癌风险的因素在起作用。

4）哪些人需要进行遗传检测：医生目前通常只对部分人建议进行遗传检测。这是一项普通的抽血检查，大约 3~4 周后取得结果。如果基因检测结果是阳性的，那么测试者之后应咨询医生并制订个人管理计划，该计划应该包含定期筛查以及采取相应的预防措施。那么哪些人群需要进行基因检测？存在 BRCA1 或 BRCA2 基因突变的女性，患乳腺癌的风险有多大？这些问题的答案请参考本书的"乳腺癌会遗传吗"部分。需要注意的是，检测结果阳性并不意味着测试者将来一定会患有癌症，检测结果阴性也并不表示测试者没有患病的风险。

（5）致密的乳腺组织

如果乳腺包含更多的腺体和结缔组织而相应地包含更少的脂肪，这样的乳腺在 X 线检查中会表现为致密的白色。造成这种现象的原因是 X 线对不同组织的穿透能力不同。乳腺 X 线检查显示为致密乳房的女性患乳腺癌的风险是乳房密度一般女性的 1.5~2 倍。许多因素可以影响乳房密度，如年龄、月经状况、某些药物的使用（包括更年期激素疗法）、妊娠和遗传等等。同时，致密乳房中的异常（如乳腺癌）在乳腺 X 线检查中也较容易被掩盖而难被发现，这是造成乳腺 X 线检查对于致密乳房的敏感性降低的主要原因。

（6）某些特定乳腺疾病

在乳腺良性疾病中，"乳腺增生"这种现象很普遍，门诊经常遇到有女性担心乳腺增生会导致乳腺癌而前来就诊。实际上，大多数乳腺增生属于正常的生理现象，最典型的莫过于在月经前出现胸部发硬、胀痛的症状，这主要是由于体内雌激素水平增高导致腺体增生和组织水肿，在月经结束之后这种情况通常也会自行缓解。普通的乳腺增生无特别的治疗方法，也无需治疗。不过乳腺增生有时候会影响体检时对乳房内肿物的判断，需要注意结合影像学检查结果，避免误诊和漏诊。

非增生性病变如纤维化和 / 或单纯囊肿、脂肪瘤、错构瘤、血管瘤、神经纤维瘤等不增加乳腺癌风险。单纯增生性病变（乳腺导管或小叶的细胞过度生长，但细胞看起来并不十分异常）患乳腺癌风险增加 1.5~2 倍。不典型增生（乳腺导管或小叶的细胞过度生长，有些细胞不再正常）患乳腺癌风险增加 4~5 倍。小叶原位癌（LCIS）（细胞看起来像癌细胞，生长在乳腺腺体的小叶中，但不会穿透小叶壁）发展为浸润性乳腺癌的风险是正常女性的 5 倍。

（7）初潮年龄早，绝经年龄晚，暴露于己烯雌酚等因素

观察发现，女性 12 岁前开始月经或 55 岁后闭经均有较高的概率患乳腺癌。12 岁前开始月经比 15 岁后开始月经患乳腺癌的风险增加 30%。55 岁或更晚才到更年期比 45~55 岁间到达更年期患乳腺癌的风险增加 50%。从女性第一次月经期到生育到更年期开始，雌激素和孕激素一直刺激乳腺细胞。这些激素对正常乳腺的发育和功能是必要的，但也可能会促进乳腺癌的发展。过早的月经和过晚的绝经让乳房组织更长时间地暴露于过高的性激素中，从而使患乳腺癌的概率升高。

以往有些孕妇为了保胎接受了一种叫做己烯雌酚（DES）的雌激素样药物治疗。这些女性患乳腺癌的风险会有所增加。母亲在怀孕期间服用 DES 的女性患乳腺癌的风险也会稍有增加。

（8）做过胸部放疗

做过胸部放疗的女性，尤其是儿童和年轻的女性（如30岁前治疗霍奇金淋巴瘤患者），在做过胸部放疗之后患乳腺癌的风险增加。资料显示与普通人群相比，年轻时做过胸部放疗的女性发生乳腺癌的风险增加55.5倍。较高剂量的辐射会损伤细胞，大量辐射引起的细胞损伤可能引起癌变。

2. 生活方式相关的乳腺癌危险因素有哪些

（1）饮酒

饮酒会增加女性患乳腺癌的风险，饮酒量越多，患病风险越高。世界卫生组织早就把所有含酒精的饮品，无论红酒、白酒还是啤酒，都列为致癌物。因为酒精进入体内会被代谢成乙醛，而乙醛能引起细胞内DNA不可逆的突变，从而可能导致癌变。与不饮酒的女性相比，每天饮酒的女性患乳腺癌的风险增加7%~9%；每天消耗1瓶酒精饮料的女性患乳腺癌的风险会有轻微增加；每天消耗2~3瓶酒精饮料的女性患乳腺癌的风险增加30%；每天消耗3瓶以上酒精饮料的女性患乳腺癌的风险增加1.5倍。

（2）超重或肥胖，缺乏体育锻炼

绝经后的超重或肥胖增加女性患乳腺癌的风险。在亚太地区，成年女性BMI每增加$5kg/m^2$，患乳腺癌风险增加18%。为何超重或肥胖会增加绝经后女性患乳腺癌的风险？还是因为雌激素在这个过程中起着关键的作用。绝经前女性的雌激素大部分由卵巢产生，但绝经后卵巢停止分泌雌激素，雌激素的主要来源是脂肪中雄激素通过芳香化酶转化。因此，有更多的脂肪组织会增加体内雌激素的含量，从而使乳腺癌的风险增加。而且超重也会增加血中胰岛素的浓度，这与乳腺癌风险增加也有关系。2019年底美国癌症协会发表的研究表明，50岁以上女性群体中体重降低的人群患乳腺癌的风险明显低于体重维持不变的人群，而且体重持续下降得越多，患乳腺癌的风险越低。那么到底多重算肥胖？临床上对"胖"的定义是有标准的，我们通常采用体重指数（BMI）作为判断肥胖的简易指标。BMI（kg/m^2）＝体重/身高^2。BMI≥28.0kg/m^{2}为肥胖，24.0~<28.0kg/m^{2}为超重，18.5~<24.0kg/m^{2}为体重正常，<18.5kg/m^{2}为体重过低。

缺乏体育锻炼，如久坐的生活方式，会增加患乳腺癌的风险。作为一个成年人，适量的体力活动可降低患乳腺癌的风险。运动可能会影响女性雌激素和孕激素的含量，可以使绝经后妇女体内脂肪转化为雌激素的效率降低。此外，运动还可提高免疫功能。因此，运动可降低患乳腺癌的风险。

（3）未生育，未母乳喂养，及使用雌激素类药物

从来没有怀过孕的女性或在30岁以后才生育第一个孩子的女性患乳腺癌的风险约是30岁前生育女性的2倍。多次怀孕及较年轻时怀孕可以降低乳腺癌风险，每生一个孩子会降低女性7%患乳腺癌的风险。女性选择母乳喂养可以减少自己患乳腺癌的风险，每12个月的哺乳降低女性4.3%患乳腺癌的风险。

一些避孕方法使用激素，可能会增加乳腺癌风险。口服避孕药：与从未应用过口服避孕药者相比，口服避孕药的女性患乳腺癌的风险会有轻微增加。激素替代疗法（使用雌激素和孕激素）在西方国家被广泛使用来缓解围绝经期症状，预防骨质疏松。但研究发现，绝经期后女性联合应用雌激素和孕激素会使乳腺癌患病风险增加25%。

看了上述诸多乳腺癌的危险因素后，很多女性会有这样的问题：是不是去除这些危险因素以后就不会得乳腺癌了呢？很不幸，并不会，大多数乳腺癌是源于DNA复制随机错误，也就是说大多数乳腺癌的发生其实是概率问题，这也就是为什么人均寿命增加会带来乳腺癌发病率增加的原因。所以虽然危险因素那么多，但很多危险因素无法彻底去除，刻意为了追求避免危险因素而使人长期处于高压状态下可能会得不偿失。我们能做的是，养成良好的生活习惯，避免不良的生活方式，这样不但能很好地控制大部分和生活方式有关的乳腺癌危险因素，对促进健康也很有帮助。

（三）如何控制已知的乳腺癌危险因素

很显然，对于前面提到的个人无法改变的乳腺癌危险因素，例如种族、生活环境和遗传特质方面的因素，我们能够做的改变并不多。很多时候我们能做的只是了解这些方面的因素，正确地估计自己所面临的患病风险，并作出相应的安排。而对于生活方式相关的乳腺癌危险因素，很多时候我们可以作出积极的改变，在一定程度上降低患乳腺癌的风险。

1. **控制体重，均衡饮食，进行适当的体育锻炼**

以体重指数（BMI）的方法衡量体重的正常范围是 $18.5\sim23.9kg/m^2$。建议通过平衡食物摄入量和体力活动来保持正常体重。建议限制高脂肪饮食，适当增加水果和蔬菜摄入，限制或避免饮酒。

有规律的锻炼可以防止肥胖和体重增加，降低性激素（包括雌激素）水平，并降低血中胰岛素水平，这些均有助于降低乳腺癌风险。体力活动可以平均降低乳腺癌风险30%~40%。此外，体力活动不仅能减少患癌（如乳腺癌）风险，还有助于预防心脏病，降低糖尿病风险。

建议每周坚持至少150分钟的中等强度运动或75分钟的高强度运动（或两种方式结合），运动最好分布在整个星期内。中等强度运动是指任何能使呼吸像快步走时那样的运动。这时的心率和呼吸都会略有增加，活动时应该能说话，但唱不了歌。高强度运动的活动强度更大，会导致心率加快、出汗和呼吸速度加快。

2. **舒缓生活压力，控制不良情绪，避免频繁夜班**

现代社会女性在工作和生活中承担的压力增大，也是乳腺癌在高教育水平、高收入女性中发病率较高的原因之一。频繁规律上夜班者患乳腺癌的概率也会增加。早在2007年，国际癌症研究机构（International Agency for Research on Cancer，IARC）已经把"熬夜倒班"定义为2A类致癌因素。有两项大规模的独立研究都发现，经常需要值夜班的护士，罹患乳腺癌的概率比普通人群更高。另一项研究发现，经常需要倒时差的空姐，罹患乳腺癌概率也有所提高。因此适当控制、舒缓生活压力，做好情绪管理，在力所能及的范围内避免频繁夜班，均有助于降低乳腺癌风险。

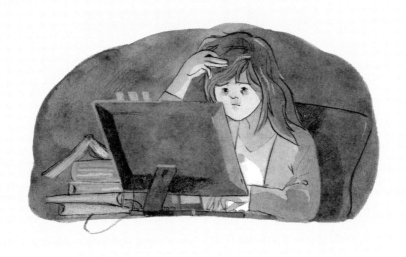

（王歆光）

四、乳腺癌能预防吗

前一部分已经向读者介绍了哪些人容易患乳腺癌，那么问题来了，乳腺癌能预防吗？很可惜答案是否定的。由于乳腺癌的病因尚未完全清楚，目前还没有某种方法能够百分百预防乳腺癌的发病。但我们可以通过调整生活习惯及饮食降低乳腺癌的危险因素，通过药物及手术干预乳腺癌的发生等降低乳腺癌的发病率，并通过早期发现、早期治疗治愈乳腺癌。因此做好乳腺癌的预防工作刻不容缓。目前乳腺癌的预防分三级。一级预防，即病因学预防，是指针对尚未患病的健康人群，消除或降低致癌因素、促进健康、防患于未然的预防措施。二级预防，即发病学预防，是指针对特定高风险人群筛检癌前病变或早期肿瘤病例，从而进行早期发现、早期诊断和早期治疗。三级预防，即临床预防，是针对已经发现的患者给予恰当的治疗，尽量提高治愈率，延长患者的生存期，提高生活质量。

（一）乳腺癌的一级预防

上一部分讲到，乳腺癌危险因素可分为两大类：个人无法改变的遗传因素和生活方式相关的环境因素。有研究表明，前者占乳腺癌发病因素的 27%，后者占 73%。遗传因素虽然不能靠我们的力量来改变，但是即使遗传因素的风险很高也不一定会发病。另一方面，即使遗传因素的风险很低，不良的生活习惯也会大大增加乳腺癌的发病率。表 1 分别列出了可能会增加和降低乳腺癌发病风险的环境因素，以及其研究证据的确实程度。

表 1　乳腺癌发病风险的环境因素及其证据确实程度

证据确实程度	增加风险	降低风险
确实	肥胖	哺乳、生育
基本确实	吸烟、饮酒、糖尿病	运动
可能相关	被动吸烟	乳制品、大豆

1. 生活方式与乳腺癌

上一部分已经介绍过肥胖、饮酒是普遍公认的乳腺癌危险因素，哺乳和生育可以降低发病风险，因此我们可以通过规律锻炼，保持健康的饮食习惯，例如控制热量摄入、控制饮酒，同时尽量母乳喂养及生育来降低乳腺癌的发病风险。另外，有研究表明吸烟能增加乳腺癌的发病风险，这里的吸烟也包括了被动吸烟。

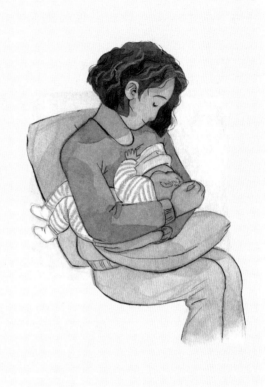

已有研究表明，糖尿病是诱发乳腺癌的危险因素，合并糖尿病的乳腺癌患者预后也更差。因此，糖尿病患者及时采取饮食及生活方式干预措施，积极控制血糖，对降低乳腺癌风险也有一定帮助。

2. 食物与乳腺癌

乳腺癌在全球分布的巨大差异强烈提示膳食营养因素可能是影响其发生的重要因素，但是就目前流行病学研究来说，多数膳食因素的证据并不一致。在亚洲女性中，饮食习惯与乳腺癌危险关系的研究较少。

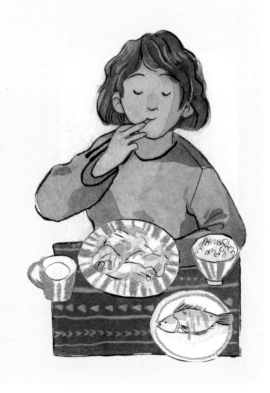

（1）大豆类制品：大豆类制品中含有大量的异黄酮，对预防骨质疏松症也有一定效果，是女性的营养好伙伴。异黄酮与女性雌激素的构造相似，可与雌激素受体结合，可能有预防乳腺癌的效果。以中国人为对象的研究发现大豆摄入可能是乳腺癌发病的保护因素，并且这种保护作用在雌激素受体阳性人群中更明显。青少年时期大豆制品类摄入多，可能会降低成年以后患乳腺癌的风险。研究还发现，如果不用高温油炸食物，大豆食用油的摄入可能有降低乳腺癌危险的作用。因此在每天饮食中，可以适当加入豆腐、豆浆等豆制品。

（2）乳制品：同为亚洲国家的日本，在其《乳腺癌诊疗指南（2018 年版）》指出，摄取乳制品有降低乳腺癌风险的可能性。虽然详细的机制还不清楚，但是考虑可能与乳制品中含有很多维生素 D 和钙相关。那么，吃多少才能降低乳腺癌风险呢？国外的论文认为，绝经前女性每天摄取 720ml 以上牛奶，乳腺癌发病风险会降低 27%。另外研究显示，单从摄取低脂肪乳制品的人来看，每日摄取 240ml 以上牛奶，即可降低 32% 的发病风险。由于高脂的乳制品有可能提高发病风险，所以为了预防乳腺癌，推荐低脂肪的乳制品。因此推荐每日饮用至少 240ml 低脂牛奶。

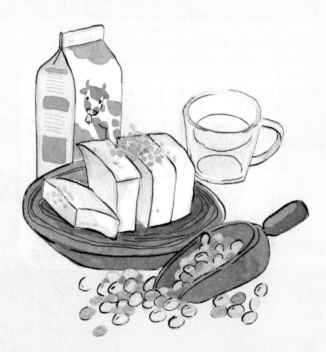

3. 高危人群的一级预防

（1）哪些人是高危人群：《中国抗癌协会乳腺癌诊治指南与规范（2019 年版）》对乳腺癌高危人群有明确的定义，认为存在下列三种情况之一者即被认为是乳腺癌高危人群：①有明显的乳腺癌遗传倾向者；②既往有乳腺导管或小叶不典型增生或小叶原位癌的患者；③既往 30 岁前接受过胸部放疗者。那么高危人群如何预防乳腺癌？目前有研究表明可以通过化学预防和预防性手术等措施来降低这些高危人群的患癌风险。

（2）什么是化学预防：应用药物预防癌症的方法称为化学预防，目前关于乳腺癌化学预防的研究对象重点集中在高危人群。乳腺癌是激素依赖性肿瘤，有临床研究表明，通过服用药物可以降低乳腺癌的发生率，目前发现预防乳腺癌的药物主要包括选择性雌激素受体调节剂（SERM）和芳香化酶抑制剂（AI）。

1）SERM：代表药物有他莫昔芬和雷洛昔芬。选择性雌激素受体调节剂在乳腺组织中可对抗雌激素，对乳腺具有保护作用。他莫昔芬是美国 FDA 最早批准用于乳腺癌预防治疗的药物。目前已有足够多的研究结果显示，连续口服 5 年选择性雌激素受体调节剂，能够在乳腺癌高危人群中降低 30%~50% 的乳腺癌发病危险性，且停药后的效果还可以维持 5 年左右。但在实验过程中发现，他莫昔芬存在增加子宫内膜癌和肺栓塞等风险的问题，并且这些风险在 50 岁以上人群中更高。雷洛昔芬是第二代 SERM，其预防浸润性乳腺癌效果约为他莫昔芬的 76%，且停药后效果的维持时间较他莫昔芬更短。但其不良反应比他莫昔芬要少，因此综合利弊，雷莫昔芬仍是预防浸润性乳腺癌的良好选择。在美国，雷洛昔芬已经批准用于降低绝经后骨质疏松症女性浸润性乳腺癌或绝经后乳腺癌高危患者的风险。

2）AI：代表药物有阿那曲唑、来曲唑、依西美坦。AI 是一种通过阻断芳香化酶催化生成雌激素来降低女性循环血中雌激素水平的药物。近年来，AI 已逐渐成为代替他莫昔芬作为绝经后女性乳腺癌的一级预防用药。有临床实验研究结果显示，连续使用 5 年第 3 代 AI——依西美坦，乳腺癌发生率降低 65%；服用阿那曲唑，乳腺癌发生率降低 53%。依西美坦没有 SERM 类药物那样严重的不良反应，是第一个被证实用于绝经后乳腺癌预防安全有效的 AI。

此外，目前很多研究也提示阿司匹林、维生素 D、维生素 A、二甲双胍、他汀类药物等可能在乳腺癌预防中有一定的潜力，但目前结论还存在争议，需要进一步研究证实。

目前，美国临床肿瘤学会（ASCO）、美国国家综合癌症网络（NCCN）等多个权威组织已经推荐在乳腺癌高危人群中使用化学预防药物，并且阿莫昔芬和雷洛昔芬已经获得美国 FDA 批准，用于乳腺癌的预防。但其严重的不良反应，使其实际应用受到限制。对于是否应用化学药物这个问题，读者还是要咨询专业的临床医生，充分了解化学预防的获益与风险并权衡利弊后决定是否使用。

（3）什么是预防性手术：近两年，好莱坞女星安吉丽娜·朱莉将预防性切除手术带入了大众视野，她通过基因检测发现自己的 *BRCA1* 基因发生了突变，于是首先进行了预防性乳腺切除术，随后又进行了预防性卵巢切除术。目前研究发现，预防性手术可显著降低有乳腺癌家族史和 *BRCA1* 和 *BRCA2* 基因突变者的患癌风险。

1）预防性双侧乳腺切除术：上文已经给读者介绍了遗传性乳腺癌最常见的原因是 *BRCA1* 或 *BRCA2* 基因的遗传突变。研究显示，到 70 岁时，*BRCA1* 和 *BRCA2* 突变携带者的累积乳腺癌发病风险分别为 57% 和 49%，这类人群进行预防性乳腺切除术可使乳腺癌的发病风险降低 90%。然而目前尚未有研究证明预防性乳腺切除术可以降低总死亡率，即延长高危人群的预期寿命。因此，仅仅为了降低发病率就做"切除器官"的手术，无论对于医生还是患者都是一个两难的选择。这就需要医生和患者充分沟通，共同制订方案。在过去 15 年里，保留乳头乳房切除术（NSM）已经成为预防乳腺癌的一种手术方式选择，且具有不错的美容效果。

2）预防性对侧乳腺切除术：遗传性乳腺癌的一个重要特点是多原发性肿瘤，*BRCA1* 突变乳腺癌患者的累积对侧乳腺癌发生率为 40%~65%，而 *BRCA2* 大约为 52%。研究显示，对已患乳腺癌的基因突变携带者进行预防性对侧乳腺切除术不仅显著减少乳腺癌的发病风险，而且可以降低总死亡率。因此，此类患者可以在与临床医生充分沟通、权衡利弊的基础上，考虑预防性对侧乳腺切除术。

3）预防性卵巢切除术：*BRCA1* 或 *BRCA2* 基因遗传突变者的卵巢癌发病风险分别为 40% 和 18%。目前研究显示，在 50 岁以下的基因突变携带者中进行预防性双侧卵巢 + 输卵管切除术能够显著降低乳腺癌的风险，也就是说，这种预防性手术能够同时降低乳腺癌和卵巢癌的风险。

"预防性手术"，不难理解是为了预防将来发病而对某个尚未发病的器官实施手术。然而，这种措施既可能是"未雨绸缪"的先见之明，也可能是"杞人忧天"的过度医疗。首先，*BRCA* 基因突变并不一定都会发展为乳腺癌和卵巢癌，而且 *BRCA* 基因也与其他癌症发病风险相关，如结肠癌、前列腺癌、胰腺癌等，预防性手术并不能预防其他癌症。其次，会对患者的生活造成一些负面影响。由于预防性手术建议 40 岁之前进行，而较早的乳腺和卵巢切除，会带来个人形象改变、提早绝经及骨质疏松等一系列问题。因此对于预防性乳腺切除手术还是应谨慎考虑。

·············· **（二）乳腺癌的二级预防** ··············

二级预防指在无症状人群中发现早期乳腺癌患者，以提高他们的生存率、降低死亡率，包括早期发现、早期诊断和早期治疗，故二级预防又称为"三早"预防。由于乳腺癌和大多数恶性肿瘤一样，发病原因尚未完全明确，所以尚无法做到精准的一级预防。因此，现阶段来说乳腺癌的二级预防尤其重要。目前认为，早期乳腺癌是一种全身慢性疾病，5~10 年生存率可达 90%，大部分患者经过正规治疗能够获得治愈。早期发现、早期治疗可以提高乳腺癌整体治疗效果，部分患者可以免除乳腺切除、腋窝清扫，甚至可以免除化疗和放疗。早发现，是"三早"的核心与关键。通过开展防癌筛查，鼓励女性进行乳腺自我检查等，延长癌症诊断与死亡的间期。通过有效、简便、经济的乳腺检查措施，达到早期发现、早期诊断和早期治疗的目的。

1. 几岁开始筛查

国外指南建议 50 岁以上开始乳腺癌筛查，但结合我国乳腺癌发病特点，一般建议 40 岁作为乳腺癌筛查的起始年龄。国外建议 65~70 岁作为筛查的年龄上限，我国指南建议 70 岁以上的女性可以根据自身情况，每 1~2 年做一次乳腺 X 线检查或超声检查。

2. 有哪些筛查方法

（1）自我检查：自我检查不能提高乳腺癌早期诊断的检出率和降低死亡率，但由于可以提高女性的防癌意识，故仍鼓励女性定期观察乳房外形较前有无改变，是否扪及肿块，是否有凹陷、乳头溢液等情况，具体哪种情况需要进一步就医将在下一部分详细介绍。

（2）乳腺临床检查：目前尚无证据显示乳腺临床检查单独作为乳腺癌筛查的方法可以提高乳腺癌早期诊断率和降低死亡率。但在设备条件有限的地区仍可作为一种选择。

（3）乳腺 X 线检查：目前研究已公认乳腺 X 线检查可以降低 40 岁以上女性乳腺癌的死亡率。乳腺 X 线筛查对 50 岁以上亚洲妇女准确性高，但对 40 岁以下及致密乳腺诊断准确性欠佳，因此，建议每 1~2 年做一次乳腺 X 线检查。

（4）乳腺超声检查：目前已有很多证据提示乳腺 X 线检查联合乳腺超声检查

有更高的筛查敏感度，尤其是针对致密型乳腺的女性。但由于会增加筛查成本，因此在人群筛查中没有常规建议。此外，乳腺超声检查单独作为筛查措施的有效性还未得到充分的证据证实。

（5）乳腺磁共振成像（MRI）检查：如果在乳腺 X 线检查、乳腺临床检查或超声检查发现疑似乳腺癌，可以进一步行 MRI 检查。另外可与乳腺 X 线联合用于 *BRCA* 基因突变携带者的乳腺癌筛查。

3. 高危人群的筛查

对于乳腺癌高危人群可将筛查年龄提前至 40 岁以前，建议每年一次乳腺钼靶 X 线检查，每 6~12 个月一次乳腺超声检查及乳腺体检，必要时每年一次乳腺增强 MRI。

（三）乳腺癌的三级预防

乳腺癌的三级预防，即对于已确诊为乳腺癌的中晚期患者，根据乳腺诊疗规范，进行以分子分型为依据的精准个体化、综合性治疗（手术治疗、化学治疗、放射治疗、内分泌治疗、靶向治疗、免疫治疗等），可以提高患者的生存质量、减轻患者的痛苦、延长患者的寿命。具体内容会在后文中详细介绍。

（郭翌蓉）

五、如何发现乳腺癌

············（一）乳房摸到肿块，一定是乳腺癌吗············

　　无意间摸到乳房内部有可疑包块，是促使临床确诊乳腺癌患者就诊最常见的原因之一。并不是所有乳房肿块都是乳腺癌，乳腺纤维腺瘤、乳腺囊肿、导管内乳头状瘤等都可以表现为乳房肿块。

1. **乳腺癌肿块好发部位**
以乳头为中心，将乳房划分为四个象限，发生于乳腺外上象限的肿块最为常见，除此以外，乳头、乳晕区、乳房内上象限的发生率也不低，自查时不应忽视。

2. **乳腺癌的乳房肿块特点**
乳腺癌可触及肿块以单发为主，少数病例呈多灶分布。乳腺癌肿块多数表现为不太规则的圆形或者类圆形，也可以是条索状、片状、扁平状等，甚至可以是非肿块样的不规则增厚。大多数表面不光滑、形状不规则、边界不清晰。肿块质地通常较硬，少数也可以表现为较软或囊实性。相较于良性肿块，乳腺癌肿块的活动度较差，也就是说用手指较难推动肿块使其发生位置改变。

　　虽然乳腺肿块是乳腺癌常见的临床症状，然而单纯依赖"自摸"发现乳腺癌是不现实的。可以通过体表摸到的乳房肿块通常直径大于 1cm，大多数患者是在无意中（洗澡、更衣等）摸到患侧乳房肿块而去医院进行进一步检查的，普通人不具备通过"手诊"明确肿块性质的能力。因此，如果乳房内摸到了肿块应提高警惕，尽早去专业科室进行进一步的检查。

（二）乳头溢液都是癌吗

除了上文提及的乳房内部肿块，"乳头流水"也是促使很多女性就诊的原因之一。事实上，乳头溢液并不只是乳腺癌的特异性表现，还可以是正常的生理现象。

1. 生理性乳头溢液

很多正常的生理反应会表现出乳头溢液，比如最常见的妊娠和哺乳期的乳汁分泌。有时新生儿出生后或是绝经后女性也可能出现少量的乳头溢液。另外，一些长期应用的口服药物，例如口服避孕药、镇静药、抗抑郁药物等，可能引起体内内分泌系统紊乱、刺激催乳素分泌从而导致少量的乳头溢液。单纯的机械刺激如玩弄、吮吸乳头或是精神紧张也可能造成乳头溢液的发生。生理性乳头溢液通常是乳汁样或清亮液体。

2. 病理性乳头溢液

当乳头溢液表现为血性、脓性、浆液性等时，需要警惕病理性乳头溢液可能。即便临床表现考虑为病理性乳头溢液，也不能直接确诊乳腺癌。除了乳腺癌，还有其他很多原因都可能造成异常乳头分泌，例如泌乳素瘤、松果体瘤、垂体功能亢进等神经系统疾病，甲状腺功能减退等内分泌系统疾病，急、慢性乳腺炎等炎症性改变等，真正由乳腺癌造成的乳头溢液其实并不多见。因此，即便出现文中描述的非乳汁样溢液也不用过分紧张，特别是双侧乳头溢液、多乳管溢液、不伴有乳房肿块的年轻女性。相反的，如果是中老年女性出现的一侧乳头血性溢液，特别伴有乳房肿块的情况，还是应该提高警惕，尽早至乳腺专科门诊就医。

（三）"橘皮征""酒窝征"都是什么意思

有些宣传中提及"橘皮征"或者"酒窝征"是乳腺癌的特征性表现。这两个表征是什么意思？所有乳腺癌都会发展至这个阶段吗？乳房没有出现"橘皮征"或者"酒窝征"是否意味着罹患乳腺癌的风险不高？

"酒窝征"和"橘皮征"是临床医生体格检查时用来描述乳房外观改变的名

词。酒窝征的出现与乳房悬韧带（Cooper 韧带）受牵拉相关。Cooper 韧带就像固定大桥的桥索，连接胸壁与皮肤，可以一定程度维持乳房的饱满与弹性，随着年纪增大，Cooper 韧带逐渐松弛，会出现乳房下垂的表现。当乳房恶性肿瘤生长至侵犯 Cooper 韧带时，乳房"桥索"失去弹性、僵硬、短缩，造成局部皮肤表面凹陷，表现为"酒窝样"改变。另外，靠近皮肤表面的癌肿直接与皮肤粘连也可能出现相似改变。

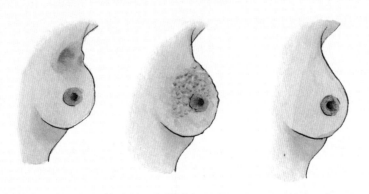

正常的皮肤和皮下分布有交错的淋巴管，就像城市的地下水网络一样，负责回收皮肤的淋巴液体并输送回身体的总淋巴循环。当肿瘤进一步生长而造成皮内、皮下淋巴管堵塞时，淋巴液体回流受阻，大量无法回流的液体集中在表皮造成局部水肿，皮肤的毛囊处出现点状凹陷，看起来就像橘皮一般，遂称之为"橘皮征"，提示癌肿可能已侵犯淋巴循环。

前面提到的这些症状虽然具有特异性，但往往出现就意味着乳腺癌已发展至中晚期，因此企图依赖这些"特异性表现"尽早发现乳腺癌是不现实的。

（四）乳头凹陷一定是乳腺癌吗

正常的乳头呈双侧对称，部分女性的乳头与乳晕相平甚至埋于乳晕深处，虽然乳头内陷是一种异常表现，但这并不与乳腺癌有绝对相关性。

大多数的乳头内陷为先天性发育不全，即自幼或青春期时出现的单侧或双侧乳头内陷。先天性乳头内陷程度不同，轻者乳头略内陷并可在外力下推出，推出后外形与正常乳头几近相同；中重度者乳头完全陷于乳晕深处，乳头较小或未形成，无法自主推出。另有少数乳头内陷是后天因素造成的，例如手术、炎症、肿瘤等造成乳管挛缩使得乳头内陷。因此，乳头内陷并不是乳腺癌的信号。

此外，乳腺癌患者也并不一定发展至乳头内陷的阶段。只有乳腺癌肿原发部位靠近中央乳管区，局部浸润大乳管，才会造成导管挛缩牵拉乳头陷入病灶方向。距离乳腺中央区较远的癌肿通常不伴随乳头内陷。

因此，只有当本来正常的乳头近期出现向乳腺深处凹陷时，应当警惕乳腺癌的可能，自幼存在的乳头内陷无需过分紧张。

（五）乳房红肿热痛似是炎症也需要就诊吗

"红""肿""热""痛"是急性炎症反应的特征性表现，然而当这些症状出现在乳腺上时，除了急性乳腺炎外，还应该高度警惕发生乳腺癌的可能。

"炎性乳腺癌"是一种特殊类型乳腺癌，发病罕见，进展迅速且恶性程度高、预后差，因临床表现与急性炎症极为相似而得名。"炎性乳腺癌"与急性乳腺炎均表现为乳房局部皮肤肿胀、皮温升高、皮肤色红甚至青紫、疼痛明显，炎性乳腺癌还可伴随乳头内陷、乳腺皮肤增厚、橘皮征等特征性表现。虽然临床表现相近，但两种疾病的病因和预后却大相径庭。急性乳腺炎多为细菌感染造成的局部炎症性反应，常伴随全身症状如发热、白细胞增高等表现，多于哺乳期出现，乳管堵塞是常见的致病原因，保持乳汁分泌通畅、应用抗生素等对症治疗可缓解症状进而治愈。"炎性乳腺癌"虽表现与其相似，但并不是细菌感染造成的炎症反应，目前病因尚不明确，除了上述提及的局部症状，通常不伴随发热、白细胞升高等全身性炎症反应表现，由于"炎性乳腺癌"恶性程度高、发展迅速，通常还可伴随腋窝淋巴肿大等局部进展表现。

由于两者症状相似，当出现乳腺局部炎症性表现时应尽早就医明确病因，特别是非哺乳期女性，出现短期内迅速发展的乳房"红""肿""热""痛"，建议及时前往乳腺专科医院就诊。

（六）腋窝长了包，医生却说得了乳腺癌

乳腺癌是一种恶性肿瘤，具有局部浸润、远处转移的特点。同侧腋窝淋巴结是乳腺癌常见的转移部位。淋巴结是人体正常的组织结构，炎症、自身免疫性疾病、肿瘤等都可能造成淋巴结肿大。肿瘤转移破坏的肿大淋巴结通常质地较硬，触之没有明显疼痛，不易推动，部分淋巴结融合成团并与周围组织粘连。由于腋窝富有脂肪组织，淋巴结不易触及，需要借助腋窝超声进行探查。腋窝淋巴结转移数目、程度与乳腺癌严重程度相关，因此乳房摸到肿块同时腋窝摸到肿大淋巴结应高度警惕乳腺癌可能，尽早专科医院就诊。

临床也有少部分乳腺癌患者因为发现腋下肿块就诊，临床体格检查、影像学评价等均没有发现乳房内肿瘤的证据，临床称其为"隐匿性乳腺癌"。

（七）乳房疼痛是乳腺癌的信号吗

由于缺乏对于乳房疼痛与乳腺癌相关性的基本认识，很多女性会因为乳腺疼痛而紧张焦虑，生怕自己得了乳腺癌。事实上，乳腺疼痛和乳腺癌是没有必然的相关性的，疼痛并不是怀疑乳腺癌的要素之一。

乳房的疼痛进一步可以大致分为周期性疼痛与非周期性疼痛。乳房的周期性疼痛可以表现为全乳房胀痛、局部刺痛甚至酸痛等，有些疼痛还会放射至同侧上臂、肩背部、腋窝等部位。这种周期性疼痛通常有一定的规律性，一般与月经周期相伴随出现，持续时间不长，疼痛程度不高，且可以自行减轻甚至缓解。这种疼痛好发于青年女性，可能与月经周期时性激素作用导致的乳房充血、水肿不均匀相关。

还有一些乳房疼痛的发生、持续时间等没有一定的规律性，这种疼痛可以发生在 50 岁左右的围绝经期女性，可能与性激素波动、激素水平不稳定相关，在绝经后疼痛可以缓解。此外，还有一些不规律疼痛可能是由乳腺良性肿瘤压迫造成的，对于这类疼痛亦不需要过分紧张。乳腺恶性肿瘤进行性增长可能侵犯胸壁肌肉、肋骨等，会造成持续、程度进行性加重的疼痛，通常这类疼痛出现时提示肿瘤分期较晚，这类晚期疼痛比较少见。

除了乳房疼痛，局部区域的肋骨软骨炎、胸膜病变、肌肉筋膜炎甚至是心脏

疾病都可以表现为胸部疼痛，有时可能与乳房疼痛相混淆。

（八）该如何尽早发现乳腺问题

肿瘤分期是决定乳腺癌患者预后生存的重要因素之一，因此早发现、早治疗对于降低乳腺癌病死率具有重要意义。所有乳腺癌患者中，大多数为散发性乳腺癌，因此所有女性都应在适当阶段接受乳腺癌筛查。

1. 普通人群筛查

对于没有家族史、没有临床症状、缺乏危险因素的普通人群，年龄是划分筛查方式的主要依据。40岁以下的青年女性应以乳腺自查作为主要筛查模式，40岁以上的女性应每年接受一次乳腺查体和乳房X线检查。

2. 高危人群筛查

根据指南推荐，当患病风险因素增加时，应当增加筛查项目、缩短筛查间隔以实现乳腺癌的早发现、早治疗，如增加乳腺超声和乳腺磁共振的检查等。*BRCA1* 或 *BRCA2* 基因突变、一级亲属（父母、兄弟、子女）具有基因突变、*P53* 种系突变或与 *PTEN* 突变相关的错构瘤综合征等，具有以上高危特点的人群应在常规筛查项目中加入乳腺磁共振检查。

（九）每年体检都做乳腺超声，一定能及时发现乳腺癌吗

乳腺癌筛查可以通过简单、高效、经济的方式，对无症状女性展开普查，以实现乳腺癌"早发现、早治疗"，从而降低乳腺癌病死率。

1. 乳房体格检查

临床乳房检查和乳房自检都属于乳房体格检查。乳房自检虽然被认为是高效、便捷、廉价的筛查方式，然而乳房自检主观性强、假阴性率高，既往文献报道显示，推广乳房自检并未降低乳腺癌病死率、改变病期，相反增加

了良性病检出率，造成活检率上升、医疗资源浪费、心理负担增加等结果。因此，乳房自检不作为乳腺癌筛查的主要推荐方式，但由于其便捷性，仍可建议普及乳房自检手法，鼓励女性参与乳房自查，提高筛查意识。

临床乳房检查是目前临床指南推荐的筛查方式之一，建议 20 岁以上女性每 1~3 年接受一次临床乳房检查，40 岁以上女性除每年一次临床乳房检查外额外接受乳房 X 线检查。

2. 乳房 X 线检查

乳房 X 线检查目前仍被认为是最好的普查方法，能够降低乳腺癌病死率。

乳房 X 线检查受到乳腺致密程度、成像技术、影像科医师水平等因素影响，故存在一定的假阴性率，即 X 线诊断为阴性而病理证实为恶性肿瘤。除去人为因素的影响，致密型乳房或多量腺体型乳房在乳房 X 线检查中假阴性率较高，应结合其他检查例如乳腺超声进一步判断。

根据指南推荐，40 岁以上女性应每年接受一次乳房 X 线检查，没有年龄上限，不能因年龄增大而降低频率甚至终止检查。

3. 乳腺超声检查

乳腺超声检查是乳房 X 线检查的重要补充，相较于乳房 X 线，乳腺超声对于致密型乳腺观察具有优势，有利于筛查肿瘤；此外，超声没有放射性，对于年轻女性特别是妊娠期、哺乳期女性安全性更高。乳腺超声还可用于鉴别实性和囊性肿块，对于乳腺层次显示更清晰，病灶定位准确并利于行进一步超声引导下肿物穿刺。

乳腺超声的局限性主要集中在两方面，相比于乳房 X 线，超声结果判读主观性较强，因此依赖于超声医师的专业性和临床经验；另外，超声对于微小钙化、毛刺样改变或是微小病灶显示不佳容易漏诊。因此在西方国家超声并不作为乳腺癌筛查的常规项目，仅用于 X 线显示不清或 X 线存疑的进一步补充检查。由于亚洲女性乳房多为致密型，单一 X 线检查假阴性率较高，目前我国已将乳腺超声检查纳入常规筛查项目。

（赵婧祎）

六、如何诊断乳腺癌

想给乳腺做个体检，但是医院的检查五花八门，到底哪些才是合适的检查项目？是否做得越多就越保险，有没有能"一锤定音"确诊的检查呢？

诊断乳腺癌如同推理探案，乳腺专科医生就是私人侦探。多数乳腺癌患者早期症状不明显，很容易被忽视而没有及时就医，因此定期进行乳房检查十分重要。一旦发现有乳腺肿物、乳腺皮肤改变或乳头溢液等，应及时到医院就诊，由乳腺专科医师选择合适的检查进行进一步判断。

乳腺的辅助检查手段包括影像学检查及组织病理学检查，其中影像学检查又包括乳腺超声、乳腺钼靶检查以及乳腺磁共振等。发现可疑乳腺肿物的女性推荐完善诊断性乳腺钼靶检查，同时进行乳腺超声评估。乳腺磁共振仅在辅助钼靶及超声诊断时使用，对于高风险人群，可将乳腺磁共振纳为常规筛查手段。若年轻女性（<30岁）的乳房肿物临床特征考虑为良性病变，且非高风险人群，则可首先进行乳腺超声检查。乳腺病灶通过组织学活检进行确诊，包括细针穿刺活检（FNA）、空芯针穿刺活检（CNB）以及开放活检。建议首选CNB，因其能为鉴别浸润性与非浸润性癌以及分析免疫组化情况提供充足的样本。本部分将详细为您介绍乳腺癌的相关检查及意义。

（一）乳腺癌的影像诊断

1. 什么是乳腺钼靶检查

乳腺钼靶检查全称为乳腺钼靶X线摄影检查，是乳腺检查中最常用的无创性手段。在检查过程中，乳房会被两块检查板紧密地挤压成扁片状，同时进行X线摄影从而产生图像。钼靶检查能够清晰显示乳腺内的良恶性肿瘤及结构紊乱区，可观察微小钙化及簇状钙化，尤其对于临床触诊阴性且以微钙化为唯一表现的早期乳腺癌具有特征性的诊断意义。钼靶常规筛查主要适用于40岁以上女性，由于年轻女性的乳腺密度高（乳腺内脂肪含量低），对于钼靶检出乳腺癌

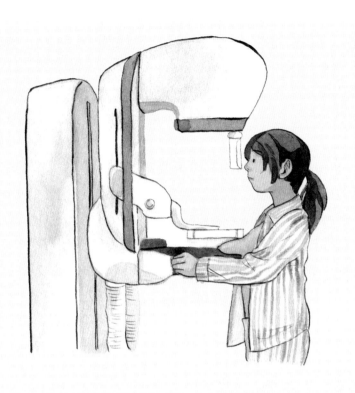

有极大的干扰，且年轻女性乳腺癌发病率低，因此不建议对 35 岁以下且无明显高危因素的年轻女性进行常规钼靶筛查。但临床触及可疑恶性肿物的患者，均应进行乳腺钼靶检查。

2. 乳腺钼靶检查有什么缺点吗

乳腺钼靶的操作过程疼痛，且存在一定的辐射，许多女性可能因此而抗拒检查。但是钼靶检查发现恶性肿瘤的优势远超辐射所带来的弊端，且钼靶是目前研究证明唯一能够明确降低乳腺癌死亡率的筛查手段，地位之高不容撼动。各国在进行检查时均严格规定了辐射剂量，相比其他的辐射威胁，乳腺钼靶检查中接触的射线剂量很低，不必过分担心。

假阴性是乳腺 X 线摄影的另一个缺点。什么是假阴性呢，简而言之就是漏诊。由于钼靶的软组织分辨率差，且为重叠投影成像，对于致密型乳腺易出现漏诊。任何检查都不是无限精确和万能的，恶性肿瘤被漏诊的原因可能包括：致密型乳腺、隆胸、肿瘤位于乳房边缘以及较差的成像质量等。对于致密型乳腺的患癌女性，漏诊率会明显提升。

乳腺钼靶还可能存在假阳性的问题。假阳性主要指医生在诊断过程中无法确定病变的属性，因此需要进一步检查甚至活检才能明确。一些因素可能会导致假阳性的增加：乳腺手术史、雌激素应用史以及乳腺癌家族史等。建议将钼靶检查时间放在月经来潮结束 1 周后，能够降低成像时乳腺组织的密度，使图像更容易辨识。其次，建议每年在同一家机构进行检查，方便进行前后对比。

3. 乳腺超声检查与乳腺钼靶检查联用

靠钼靶"单打独斗"无法高效狙击乳腺癌，医生还需要乳腺超声的帮助。乳腺超声常用于乳腺癌的筛查，由于亚洲女性多为致密型乳腺，钼靶的病灶检出率降低，更适合应用超声进行乳腺筛查。超声的软组织分辨率高，利于显示小肿块及囊实性肿物。超声作为无创且无辐射的检查，操作过程患者无痛苦，且价格便宜，对于年轻、孕期或哺乳期女性非常友好，成为这类人群的首选筛查项目。超声检查能够清晰地显示乳腺内部层次，观察肿瘤与周围组织的关系、病灶大小、形态及边缘情况，同时能够评估肿瘤血管及血流的分布情况，是目前国内检查乳腺疾病的一种非常重要而方便的手段。但超声检查存在操作者依赖性的问题，超声科医生的诊断水平参差不齐，可能直接影响诊断的准确性，因此需与钼靶联用，从而提高早期乳腺癌的检出率。目前应用超声联合钼靶检查，早期乳腺癌的检出率可以达到 95%。

4. 什么是 BI-RADS 评估分级

"BI-RADS"是美国放射学会"乳腺影像报告数据系统"（breast imaging report and data system）的缩写，分为 BI-RADS 0~6 类。在利用乳腺 X 线摄影、超声等检查对乳腺进行诊断时，医生按照 BI-RADS 评级对乳腺病变进行分类。从 BI-RADS 0 类到 BI-RADS 6 类分别代表的含义如下：

（1）BI-RADS 0 类：需要加做其他检查，进一步明确病灶的性质。

（2）BI-RADS 1 类：正常乳腺，没有任何病变。

（3）BI-RADS 2 类：良性病变（如囊肿），没有恶性可能性。无需手术，定期检查即可。

（4）BI-RADS 3 类：不确定性质，但恶性可能性极小（≤2%），需要在 3~6 个月内复查。如果乳腺专科医生认为检查结果与临床查体不符，可依据医生建议加做其他检查。

（5）BI-RADS 4a 类：可疑恶性，患癌风险在 3%~10%，建议进行活检。

（6）BI-RADS 4b 类：可疑恶性，患癌风险高于 10%，低于 50%。4b 较 4a 的恶性可能性进一步增加，需进行活检病理明确性质。

（7）BI-RADS 4c 类：可疑恶性，患癌风险高于 50%，低于 95%。建议活检明确病变性质。

（8）BI-RADS 5 类：恶性可能，患癌风险不低于 95%，强烈建议病理活检明确。

（9）BI-RADS 6 类：已行活检病理明确为乳腺癌。

5. 听说乳腺磁共振比乳腺超声和钼靶更准确，是真的吗

很多患者会问：我能不能只做乳腺磁共振进行筛查？答案是不可以！乳腺磁共振成像（MRI）通过静脉注射造影剂、利用磁场获取乳腺图像。MRI 基本上不受乳腺密度的影响，因此它非常擅长发现肿瘤，对发现乳腺内的多发病灶有帮助。MRI 对于超声或钼靶未能显示病变的乳头溢液也能够提供良好的影像学证据，同时对于乳头或乳腺皮肤非对称性皮肤改变，MRI 也能够提供进一步的影像学证据。但其假阳性率较高，属于有创操作，需静脉注射造影剂，且检查价格高，并非每位患者都适合进行该项检查，安装心脏起搏器及体内有金属植入物或肾功能明显异常的人群，一般无法行 MRI 检查。乳腺磁共振目前一般作为乳腺 X 线检查、超声检查发现疑似病例的补充检查措施。对于一些乳腺癌高风险人群（如既往乳腺癌病史者、有遗传性乳腺癌家族史者或 *BRCA1/2* 基因突变者），MRI 可用于常规筛查。MRI 并非病理学检查，对于 MRI 检出（而钼靶和超声并未检出）的病灶如何取得病理，以及此类病变是否一定需要切除，目前仍存在争议。因此，对于低风险人群，不建议常规选用乳腺 MRI 作为筛查手段。

6. 乳腺内出现钙化就是乳腺癌吗

乳腺钙化灶是由于乳腺组织内钙盐沉积而形成，钙化的发生与局部组织的炎性损伤以及损伤修复后的钙盐沉积等因素有关。钙化灶是乳腺疾病最常见的影像学表现之一，根据钙化灶的形态学特征可以分为：

（1）典型良性钙化："爆米花"样钙化、短棒状钙化等。

（2）中间性钙化（可疑钙化）：不定形模糊钙化、粗糙不均质钙化。

（3）高度恶性可能的钙化：细小的多形性钙化、线样分布的钙化。

根据钙化灶的分布又可以分为：弥漫性、区域性、团簇性、线样及段样钙化。乳腺 X 线摄影检查是目前发现乳腺钙化灶最敏感的技术，对微小钙化的识别达到 95% 以上。乳腺钙化在钼靶上表现为点状的高密度影。良性的钙化一般较粗大，边缘光滑，而线样或簇状分布的微钙化则恶性可能性较高，多为导管原位癌或浸润性癌。

乳腺内出现钙化灶是非常常见的改变，并不意味着得了乳腺癌，只有少数特殊类型的钙化是恶性的。在拿到钼靶结果时，一定要第一时间咨询专科医师，不要被报告上的专业术语吓倒，对于可疑恶性的钙化也能做到及时进行进一步的处理。

7. 乳腺结节提示有血流信号就是恶性的吗

乳腺超声是目前我国最常用的乳腺癌检查手段之一，超声报告经常会出现"乳腺结节可见血流信号"。到底血流信号意味着什么？首先要明确的是，无论是良性或恶性肿瘤，抑或正常乳腺都是需要血流来滋养各层组织。当乳腺内出现结节（无论良恶性）时，乳腺结节也能通过乳腺内血流得到营养。当结节较小时，自身所需供养较少，滋养血管的血流较细或流速较慢，普通超声不容易探及，因此超声报告便不会提示血流信号。而当超声分辨率较高，或结节逐渐增大时，需要的营养增多，滋养血管增粗或流速加快，则可在超声下观察到血流信号。

为什么恶性肿瘤能够更容易探及血流信号呢？主要是由于恶性肿瘤增殖速度较快，细胞无限分裂增殖，需要摄取更多的营养物质，因此需要更粗的滋养血管，超声下观察恶性肿瘤周围的血流会更明显。但超声的操作存在明显的操作者依赖性，机器分辨率的差异、患者的个体状况以及诊断医生的技术水平都会影响报告的结果，因此仅凭超声提示的血流信号，并不能认为肿瘤是恶性的。超声判定肿瘤的良恶性不仅要看血流情况，更需要分析肿物的大小、比例、边缘、边界等各种因素。所以如果看到超声提示血流信号，不一定就是恶性的，大家不要过度紧张，第一时间咨询专科医师意见才是正确选择。

8. 不同年龄段的女性该如何选择乳腺检查手段

乳腺癌的检查包括无症状的常规筛查，以及发现临床症状（如乳腺肿物、乳腺皮肤改变、乳头溢液等）进行的诊断性检查。大于等于 30 岁的女性发现乳腺异常，首先应咨询乳腺专科医师进行首诊，完善诊断性乳腺钼靶检查及乳腺超声检查。对于钼靶及超声考虑良性或倾向良性的病变，且与临床医师评估相符，可选择定期复查；对于钼靶或超声发现可疑恶性肿物，需咨询乳腺科医师制订下一步诊疗计划。30 岁以下的年轻女性，如发现临床可疑的病变，首选进行乳腺超声检查。如超声考虑为良性病变，可连续 1~2 年间隔 6 个月定期复查超声；如超声考虑为恶性病变，则需进一步完善诊断性钼靶检查，根据检查结果制订下一步诊疗计划。

对于无症状人群的常规筛查，国际不同组织对于进行乳腺 X 线摄影检查的年龄、频率，以及停止检查时间的建议存在着一些争议。目前较为认可的标准是，如果患癌风险属于正常范围，那么建议从 40 岁起每年进行一次乳腺 X 线摄影检查，对于小于 40 岁的年轻人群，建议应用乳腺超声代替乳腺钼靶进行筛查。

乳腺癌的高风险人群包括：既往乳腺癌病史者、有遗传性乳腺癌家族史者或 BRCA1/2 基因突变者、30 岁以前做过胸壁放疗等。对于此类人群的乳腺癌检查手段，建议选择乳腺 MRI 进行筛查，乳腺钼靶筛查时间可提前至 30 岁。对于曾经接受过胸壁放疗的人群，钼靶筛查时间可于放疗后 8~10 年开始，但不能早于 25 岁。

（二）乳腺癌的病理诊断

1. 如何确诊乳腺癌

以上介绍的检查手段都只能发现可疑病灶，无法确诊乳腺癌。乳腺癌的确诊需要依靠病理学检查，这是确诊的"金标准"。医生通过对可疑病灶进行穿刺活检或整块病灶切除活检，获取乳腺病灶组织进行显微镜下观察，只要发现乳腺癌细胞，就可以斩钉截铁地诊断"乳腺癌"。对乳腺癌组织进行免疫组织化学等实验室检查，能够进一步分析乳腺癌的具体亚型，用于指导后续肿瘤治疗。

组织学病理的获取方式包括穿刺活检（非手术）及开放活检（手术）。乳腺穿刺活检有两种类型：细针穿刺活检（FNA）和空芯针穿刺活检（CNB）。FNA获取的是细胞，诊断准确水平约为65%~98%，这取决于活检医生的技术以及病理学专家的能力。CNB获取的是组织样本，内部包含大量组织细胞，精确诊断的可能性高达95%~99%，同时还能为鉴别浸润性与非浸润性癌以及分析免疫组化情况提供充足的样本，因此临床上获取病理首选CNB。无论采取哪种活检方法，得出的结论都要与影像学检查进行比较，判断其结果是否一致。如病理报告考虑良性，而临床或影像学认为"可疑恶性"，则需采用不同类型的穿刺针或者手术切除来重新进行活检确认。如病理报告与临床判断相符，则可根据目前病理进行进一步诊疗。

体检中发现的乳腺钙化灶，大部分为临床触诊阴性，对于此类病灶的临床处理原则是：在影像学定位下进行病灶活检取得病理进行检查。存在乳腺佩吉特病或炎性乳癌征象的患者还需进行乳头或全层皮肤切取活检。

2. 乳腺癌穿刺活检会造成转移吗

临床上许多患者担心做穿刺活检会造成癌细胞的扩散，事实是的确有这样的可能性。当医师将活检针从肿物中取出时，很可能将内部的细胞带至肿块以外的区域，因此，活检针所走的路径就有可能留有肿瘤细胞，在理论上会导致肿瘤细胞种植于邻近的组织和皮肤中。如果病理结果为良性，则无需担心肿瘤细胞的种植问题，因为良性肿瘤没有侵袭性以及无限增殖的能力。但如果病理是恶性的，该如何处理针道路径留下的细胞呢？许多研究都分析了肿瘤播种的可能性，得出的结论是，活检时所带出的癌细胞很少会种植扩散成为新的恶性肿瘤，这种概率几乎不会对患者产生影响。尽管穿刺轨迹留下的肿瘤细胞可能会造成肿瘤复发，但在后续的治疗中，临床医师会尽量将穿刺针道及穿刺点皮肤一并切除，或肿瘤细胞在放疗期间被消灭，极力避免了穿刺轨迹种植和复发的可能。即使是在后续全身治疗过程中，这些细胞也会在化疗药物或抗雌激素药物的作用下被杀死，因此对于针道残留的少量细胞，完全不用过度担心。

尽管已知穿刺针道残留细胞不会造成肿瘤复发，患者依然会担心癌细胞可能会通过穿刺针进入血液或淋巴循环中，造成远处转移。穿刺活检造成肿瘤细胞远处转移的可能性微乎其微。国外的一项研究对乳腺癌的淋巴结转移情况进行评估，结果发现规范的术前穿刺活检不会引起人为的肿瘤细胞向淋巴结扩散的情况。因此，当选择规范的医院进行穿刺活检时，对于穿刺的安全性，可以完全放心，不必过度担忧。

3. 不想做穿刺活检，直接手术切除可以吗

尽管前文已经介绍了穿刺活检的安全性，仍然会有许多患者咨询医生："我不想做活检，直接手术切除可以吗？"患者拥有选择治疗方式的权利，但作为乳腺专科医生仍有义务向患者告知穿刺活检相比于手术切除的众多优势。

第一，穿刺活检的目的是为了证实肿物的性质，如病理结果为良性肿物，通常可以避免手术切除，仅需定期检查即可。相反，实施手术则意味着患者需要经历麻醉、手术疼痛，术后还可能出现术区感染、出血或乳房变形等并发症，同时还会增加一笔住院治疗费用。第二，如果开放活检手术的术后病理为恶性肿瘤，那么手术范围不足仍需进行二次手术清除残留在边缘的癌细胞。第三，目前乳腺癌的淋巴结评估标准术式为腋窝前哨淋巴结活检术，开放活检术后进行腋窝前哨淋巴结活检会影响其准确性，从而导致不必要的腋窝淋巴结清扫。第四，开放活检所造成的血肿或术后感染的可能性远高于穿刺活检。第五，乳腺癌的治疗理念是以综合治疗为主，手术治疗只是其中一个环节，随着现代医学发展，越来越多的患者需要根据穿刺病理的结果进行术前化疗或内分泌治疗，通过乳腺肿瘤的变化来判断疗效，开放活检将乳腺肿物切除后，可能无法有效观察术前治疗的疗效。因此，尽管许多患者希望通过开放活检尽快切除原发灶，但穿刺活检病理拥有更多的优势，目前临床仍然推荐首选穿刺病理活检进行诊断。

4. 乳腺癌都有哪些病理类型

乳腺癌的病理类型非常多，但较为常见的只有几个类型。乳腺癌最早期的形式是乳腺导管原位癌，导管原位癌是指癌细胞局限在乳腺导管内，没有侵犯周围的乳腺组织。当癌细胞突破导管壁则被称为浸润性导管癌。同样的，小叶中的恶性肿瘤癌变就形成了浸润性小叶癌。

（1）浸润性导管癌：浸润性导管癌是浸润性乳腺癌中最常见的类型，在浸润性乳腺癌中占70%~80%。

（2）浸润性小叶癌：约占浸润性乳腺癌的 5%~10%。

（3）混合性导管 / 小叶癌：当病理组织中同时存在导管和小叶癌的特征成分即为混合性浸润癌，其在浸润性乳腺癌中占 7%。

（4）其他类型乳腺癌：化生性癌、黏液癌、管状癌、髓样癌和乳头状癌等，这些类型的乳腺癌属于少见类型，在浸润性乳腺癌中总共不足 5%。

其实患者不需要了解这些详细的病理分型，只需要知道，导管原位癌是不需要进行常规化疗的，而对于浸润性乳腺癌，则需要综合其他的病理指标来判断是否需要化疗或靶向治疗等。

除了病理类型分类外，在病理报告中还会看到一种分级，也就是浸润性癌组织学分级，分为 I/II/III 级。这个分级是由病理学专家进行评估，与恶性肿瘤的分期完全不同，千万不要混为一谈。组织学分级对于判断乳腺癌的预后有一定的指导意义，分级越低，预后越好。尽管患者可能已经初步了解了一些乳腺癌的病理意义，但拿到病理报告，还是要第一时间咨询专科医生，制订下一步的治疗计划。

5. 乳腺癌的免疫组化有什么意义

乳腺癌的免疫组化是患者最难理解的部分，病理报告上充斥着各种字母，但其实作为患者仅需要简单了解主要的几项即可。

（1）ER 和 PR：ER 是雌激素受体的简称，PR 是孕激素受体的简称。ER 和 PR 是影响乳腺浸润性癌的预后因素，ER 和 / 或 PR 阳性的患者需要使用内分泌治疗。

（2）HER2：是人表皮生长因子受体 2 的简称，HER2 过表达见于约 20% 的患者。HER2 阳性的患者需要接受靶向治疗（根据目前的研究，靶向治疗仅针对浸润性癌，原位癌病理报告中的 HER2 结果不适用于靶向治疗），（-）/（+）为 HER2 阴性，无需应用靶向治疗，（+++）为 HER2 阳性，需要接受靶向治疗，（++）为是否阳性不确定，需要进一步接受 FISH（荧光原位杂交技术）检测，如存在基因扩增，则需要使用靶向治疗。

（3）Ki-67：是一项与细胞增殖相关的指标，患者只需要了解 Ki-67 的百分比越低越好即可。

乳腺癌的分子亚型分类就是基于上述四种指标进行划分，其中包括：

（1）管腔亚型：管腔 A 型和管腔 B 型，它们是最常见的乳腺癌亚型，特征为 ER 和 / 或 PR 阳性。

（2）HER2过表达型：在乳腺癌中约占10%~15%，特征为HER2阳性且ER及PR阴性。

（3）基底细胞样亚型：这类肿瘤大多为ER、PR以及HER2均阴性，因此也称为三阴乳腺癌。

乳腺癌的病理评估非常复杂，并不是仅凭一项指标判断预后，也无法仅凭一个指标进行治疗，因此当拿到病理报告时，切勿盲目查询，一定要及时到乳腺专科医师处就诊，由医生制订最专业的治疗方案。

综上所述，乳腺癌的诊断是抽丝剥茧层层递进的过程，乳腺超声检查及乳腺钼靶检查作为两大基石，地位不可撼动，其他乳腺检查作为补充。确诊乳腺癌唯一的金标准是病理诊断。希望此文能够帮助您了解乳腺癌的诊断思路，做到就诊时头脑不发懵。

（张扬）

七、乳腺癌的治疗手段有哪些

乳腺癌的治疗手段包括局部治疗和全身治疗。局部治疗主要包括手术治疗和放射治疗。全身治疗主要包括化学治疗、内分泌治疗、靶向治疗和免疫治疗。选择什么样的治疗方式以及如何排列不同治疗方式之间的先后顺序应该根据患者的具体情况来决定。

（一）得了乳腺癌，在开始治疗之前该做些什么

在制订乳腺癌治疗方案之前，医生需要获取以下几个方面的信息。

1. 疾病分期

需要根据临床查体或乳腺超声、钼靶、增强磁共振等影像学检查来确定乳房原发病灶大小，明确 T 分期；根据临床查体或腋窝超声影像学结果来判断区域淋巴结转移情况，如果超声可见影像学异常淋巴结，可以进行穿刺活检并结合病理结果来确定腋窝淋巴结有无转移，明确 N 分期；还需要进一步完善胸部 CT、腹部超声 /CT、全身骨扫描等影像学检查了解有无肺、肝、骨等主要远处脏器的转移情况，明确 M 分期。据此可以了解疾病分期的早晚。

2. 病理分型

根据显微镜下癌灶有无突破基底膜浸润至乳腺间质组织中，乳腺癌可分为原位癌和浸润性癌，后者包括浸润性导管癌、浸润性小叶癌、微乳头状癌以及生物学行为良好的黏液癌、小管癌、筛状癌等。另外，还需要进一步进行免疫组织化学检测来明确肿瘤细胞雌激素受体（ER）、孕激素受体（PR）、人表皮生长因子受体 2（HER2）、增殖指数 Ki-67 等信息，并据此将乳腺癌分为三阴性型（TNBC）、Luminal 型（HR+HER2-）、HER2 阳性型（HER2+）等几种亚型。

3. 患者因素

需要了解患者的年龄，身体情况，有无合并其他基础疾病，以及有无保留乳房意愿等。在获取了这几方面的信息之后，医生才能根据患者的不同情况来判断复发转移风险，制订个体化的治疗方案，比如三阴性型以及 HER2 阳性乳腺癌，可以选择先进行全身治疗再进行手术治疗的方案；比如对于原发肿瘤较大的 Luminal 型乳腺癌，如果患者有保留乳房的意愿，可以选择先进行化疗或内分泌治疗，以期缩小肿瘤、提高保乳成功率，而原发肿瘤较小的 Luminal 型乳腺癌，可以先进行手术治疗，术后根据病理结果来进行药物治疗。

（二）得了乳腺癌，选择什么时候进行外科手术

近些年来，随着对乳腺癌认知的不断深入和乳腺癌综合治疗理念的逐步普及，乳腺癌的外科治疗模式也发生了巨大的变化，从采用单一的手术切除模式到围绕手术采用术前治疗/术后治疗等个体化的综合治疗模式，量体裁衣地根据每一个乳腺癌患者的病情制订最佳最有效的治疗方案，在改善患者预后的同时更加注重提高患者的生活质量。在临床工作中，我们需要根据每个患者的具体情况来合理地选择手术时机。如果患者的乳腺癌属于早期，可以先进行手术治疗，术后再进行辅助化疗或内分泌治疗等药物治疗来巩固疗效降低复发及转移风险。如果患者的乳腺癌处于局部晚期，此时不可进行手术切除，可以根据患者的病理类型来选择合适的药物治疗手段比如化疗、靶向治疗等，使肿瘤缩小后再考虑手术治疗。如果患者的乳腺癌虽然属于早期，但患者有强烈的保留乳房意愿，而肿瘤的大小与乳房的大小不成比例，也可以先行药物治疗，待肿瘤缩小后再进行保乳手术。如果患者的乳腺癌处于晚期，手术治疗的意义就不大了，无法达到根治的目的，患者可以通过药物治疗来控制病情延长生命，但如果患者肿瘤出现局部破溃需要长期换药，严重影响生活质量，也可以考虑局部姑息性手术改善症状。

（三）乳腺癌的手术方式是如何演变的

据资料记载，在公元前3000年的古埃及，残酷的烙铁曾被用于乳腺疾病的治疗，直至文艺复兴期间，乳房解剖学的创立才使乳腺切除走向以血管结扎为基础的解剖外科时代。19世纪60至80年代，欧洲学者阐述了乳腺癌外科手术的基本原则，提倡肿瘤的广泛切除，包括乳房切除，腋窝淋巴结清扫，以及腺体深部的胸大肌筋膜切除。19世纪90年代，Halsted提出了乳腺癌根治性手术的理念，切除的范围包括全部乳腺腺体、腋窝淋巴结、胸大肌和胸小肌，该手术理念对20世纪的乳腺癌外科治疗产生了深远的影响。1948年，Patey认为切除胸大肌并不能提高患者的生存，从而提出了乳腺癌改良根治术，即切除乳腺腺体、腋窝淋巴结和胸小肌，保留胸大肌。随后又有学者对该术式进行了改良，同时保留胸大肌和胸小肌。许多研究也进一步证实了无论是局部控制的效果还是远期生存的改善，改良根治术和根治术的效果基本相当，改良根治术也逐渐成为乳腺癌外科治疗的主要术式。20世纪70年代以后，几项大样本的临床随机对照研究均证实保留乳房手术联合全乳放疗的疗效等同于乳房切除手术，对于条件合适的患者给予保留乳房治疗是安全有效的。20世纪90年代，腋窝前哨淋巴结活检术使人们对于腋窝淋巴结清扫有了更新的认识，随后一系列大样本的前瞻性临床试验也证实了前哨淋巴结活检的安全性，使其成为无法触及腋窝肿大淋巴结的乳腺癌患者明确腋窝淋巴结转移情况的首选手段。在过去的30年里，全乳切除术后乳房重建技术得到了广

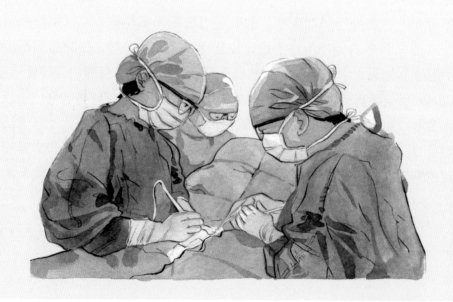

泛的应用与推广，目前硅凝胶假体重建已取代自体组织皮瓣重建成为临床上最常用的乳房重建方法。

（四）放疗在乳腺癌的治疗中有什么样的作用

放射治疗，是指利用放射线杀死肿瘤细胞的治疗手段，是乳腺癌局部治疗的重要组成部分。乳腺癌术后进行局部放疗的目的是消灭保乳术后的同侧乳房、全乳切除术后的同侧胸壁以及同侧区域淋巴结中可能残留的癌细胞，从而达到降低局部复发风险、改善长期生存的目的。早期进行的临床研究的长期随访结果显示，与进行根治性全乳切除术的患者比较，接受保乳手术联合局部放疗患者的局部控制率、远处转移率和总生存率无显著差异，保乳治疗提高了患者的生活质量，目前也越来越多地成为早期乳腺癌患者的首选。腋窝淋巴结转移数目 4 枚及以上乳腺癌患者的局部复发风险会明显升高，全乳切除加腋窝淋巴结清扫后加用胸壁和区域淋巴结放疗可以提高无病生存率和总生存率。另外，放疗亦可用于治疗晚期乳腺癌患者，比如合并骨转移的患者可以通过放疗控制骨转移，减轻骨痛症状；合并脑转移的患者可以通过放疗快速控制肿瘤进展。

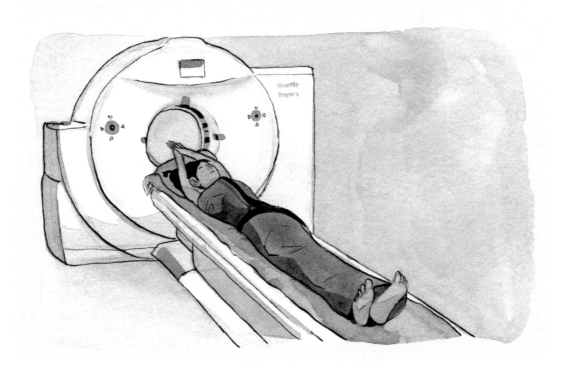

（五）哪些药物被用于乳腺癌的化学治疗

乳腺癌是一个全身性疾病，需要进行全身药物治疗。化学治疗（简称"化疗"）是应用细胞毒性药物杀伤肿瘤细胞的治疗方法，已有大量的临床研究证实化疗可以显著提高乳腺癌患者的无病生存率与总生存率。

20 世纪 70 年代以前，临床上可用于乳腺癌的化疗药物比较少，美国开展的第一项证实辅助化疗有效的临床试验结果显示，围手术期采用塞替派单药治疗可显著提高绝经前乳腺癌患者的总生存率。另外一项大规模、随机对照临床试验，结果显示口服 2 年苯丙氨酸氮芥降低了淋巴结阳性乳腺癌的治疗失败率，它是乳腺癌术后辅助化疗史上的一个里程碑。20 世纪 70 年代以后，常用于乳腺癌的化疗药物有环磷酰胺（CTX），甲氨蝶呤（MTX），5- 氟尿嘧啶（5-Fu）等。随后开展的前瞻性临床研究证实，与单药化疗方案相比，CMF 联合化疗方案（环磷酰胺 +甲氨蝶呤 +5- 氟尿嘧啶）可显著提高疗效并改善生存，从而奠定了 CMF 联合化疗方案在乳腺癌术后辅助化疗中的地位，CMF 方案至今仍然是可选用的化疗方案。20 世纪 80 年代以后，蒽环类药物被越来越多地用于乳腺癌患者术后的辅助化疗，常用的蒽环类药物有多柔比星（ADR）、表柔比星（EPI）和吡柔比星（THP）。两项临床研究对比了 4 周期 AC 方案（多柔比星 +环磷酰胺）与 6 周期 CMF 方案，结果显示两种方案疗效相当，其他临床试验进一步比较了 6 周期 CAF（环磷酰胺 +多柔比星 +5- 氟尿嘧啶）/CEF（环磷酰胺 +表柔比星 +5- 氟尿嘧啶）与 6 周期 CMF 方案，结果显示6 周期 CAF/CEF 方案疗效优于6 周期 CMF 方案。进入 20 世

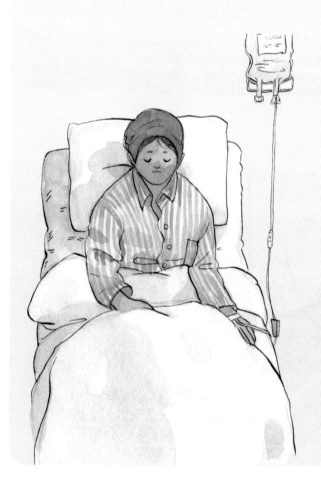

90 年代，紫杉类药物被用于乳腺癌辅助治疗，常用的紫杉类化疗药物有紫杉醇、多西他赛和白蛋白结合型紫杉醇，两项大型临床研究证实了在 4 周期 AC 方案化疗基础上加用紫杉醇，可以进一步降低乳腺癌患者的复发和死亡风险，从而奠定了紫杉类药物在乳腺癌辅助化疗中的地位。除此之外，临床上用于乳腺癌化疗的药物还有长春瑞滨、卡培他滨等。总之，乳腺癌的辅助化疗从 CMF 方案到蒽环类药物和紫杉类药物，疗效不断提高，化疗已经成为早期乳腺癌标准治疗的重要组成部分。

（六）哪些乳腺癌患者需要接受新辅助化疗

乳腺癌的新辅助化疗又称术前化疗，是相对于术后辅助化疗而言的，指在局部手术之前先进行的全身化疗。20 世纪 70 年代，新辅助化疗首先用于不可手术的局部进展期乳腺癌和炎性乳腺癌，新辅助化疗的初衷是给此类患者创造手术切除的机会，术后再辅以局部放疗可达到满意的肿瘤局部控制效果。20 世纪 80 年代以后，新辅助化疗的适应证逐渐扩大到原发肿瘤较大的可手术乳腺癌，其目的是使肿瘤缩小，提高保乳手术的成功率。20 世纪 90 年代以后，新辅助化疗的适应证进一步扩大，针对可手术乳腺癌，相继开展了相同化疗方案进行新辅助化疗与辅助化疗的随机对照临床试验，结果显示肿瘤对于术前化疗的反应与预后具有相关性，术后病理无病变残留（病理学完全缓解）患者的生存优于病变残留者。因此，病理学完全缓解既是预测远期疗效的替代指标，也是评估新辅助化疗的主要研究终点。进入 21 世纪，乳腺癌的新辅助化疗进入了全新时代，新辅助化疗作为体内化疗药敏试验平台来筛选对治疗敏感及不敏感的患者，以指导术后的个体化治疗。所以，对于新辅助化疗的适宜人群，有学者认为"凡需要术后辅助化疗的患者，均可进行术前新辅助化疗"。

（七）乳腺癌内分泌治疗的药物有哪些

乳腺癌的内分泌治疗经历了 100 多年的历史，目前已经成为乳腺癌全身治疗的重要组成部分。1896 年，英国学者首次通过双侧卵巢切除治疗晚期乳腺癌，正式揭开了乳腺癌内分泌治疗的序幕。1966 年，英国学者首次人工合成他莫昔芬

（TAM）。1967 年，乳腺癌细胞中的雌激素受体（ER）被发现。1971 年，他莫昔芬首次应用于绝经后晚期乳腺癌的治疗。芳香化酶抑制剂（AI）是继他莫昔芬之后辅助内分泌治疗领域的又一类重要药物。乳腺癌内分泌治疗根据其作用机制分为选择性雌激素受体调节剂（SERM）、芳香化酶抑制剂（AI）、卵巢去势（促性腺激素释放激素类似物或手术）等。SERM 主要是与雌激素竞争性结合雌激素受体，从而抑制肿瘤细胞的分裂和增殖，代表性的药物有他莫昔芬和托瑞米芬。氟维司群是一选择性雌激素受体下调剂，可以下调肿瘤细胞内雌激素受体（ER）和孕激素受体（PR）水平，已被批准用于绝经后激素受体阳性复发转移性乳腺癌的治疗。AI 主要通过抑制芳香化酶，阻断外周组织雄激素转化为雌激素，从而降低体内雌激素水平，实现其抗肿瘤的作用。AI 类药物根据其结构分为甾体类药物和非甾体类药物。AI 类药物根据其与芳香化酶结合的亲和力和效力分为第一代、第二代和第三代 AI。与第一、二代 AI 类药物相比，第三代 AI 类药物不良反应少，是目前临床上激素受体阳性绝经后乳腺癌首选的内分泌治疗药物。第三代 AI 类药物包括非甾体类的阿那曲唑、来曲唑和甾体类的依西美坦。多项临床研究均证实，与他莫昔芬相比，第三代 AI 类药物可以进一步降低乳腺癌复发及死亡风险，并且第三代 AI 药物之间疗效并无显著差异。卵巢去势方式包括手术去势、放疗去势和药物去势三种类型。手术去势是指双侧卵巢切除术，它能迅速有效地降低体内雌激素水平，并且相对比较经济，但会造成不可逆的永久性绝经。放疗去势的疗效不如手术去势确切，而且盆腔放疗后会引起远期放射不良反应，这些都限制了放疗去势的应用。药物去势主要是指应用促性腺激素释放激素（LHRH）类似物，临床上常用的药物包括戈舍瑞林、亮丙瑞林和曲普瑞林。由于药物去势作用肯定，操作简单方便，而且停药后可恢复月经，目前已经成为卵巢功能抑制的首选手段。其他的内分泌治疗药物比如孕激素、雌激素和雄激素因疗效及不良反应，目前并不用于乳腺癌术后辅助内分泌治疗。

（八）乳腺癌的靶向治疗药物有哪些

靶向治疗是指针对肿瘤细胞特定靶点的抗肿瘤治疗，应用于乳腺癌的靶向药物主要包括抗人表皮生长因子受体 2（HER2）药物、细胞周期蛋白依赖性激酶 4 和 6（CDK4/6）抑制剂等。20 余年来，抗 HER2 治疗药物曲妥珠单抗治疗乳腺癌取得的巨大成功，使乳腺癌成为分子靶向药物治疗恶性肿瘤的典范之一。目前靶向治疗已成为乳腺癌全身治疗的重要组成部分。而近些年来针对激素受体阳性、HER2 阴性晚期乳腺癌的靶向药物的快速发展又使这一亚型的治疗进入了全新时代。

大约 20%~30% 乳腺癌患者中存在 HER2 蛋白过表达或基因扩增，HER2 蛋白是具有酪氨酸激酶活性的跨膜蛋白，它是乳腺癌治疗的理想靶点。HER2 阳性乳腺癌具有生物学行为差，侵袭性强，容易复发转移等特点。抗 HER2 药物根据分子结构和作用机制不同主要分为大分子单克隆抗体类药物、小分子酪氨酸激酶抑制剂（TKI）和抗体药物缀合物三类。曲妥珠单抗是第一种被用于乳腺癌靶向治疗的大分子单克隆抗体类药物。多项研究均证实化疗联合曲妥珠单抗可以显著降低 HER2 阳性乳腺癌复发转移风险，改善患者的远期生存。目前国内外的乳腺癌治疗指南均一致推荐曲妥珠单抗用于早期 HER2 阳性乳腺癌的新辅助治疗和辅助治疗以及复发转移性 HER2 阳性乳腺癌的解救治疗。近些年来，另一种抗 HER2 新药帕妥珠单抗的出现进一步强化了 HER2 阳性乳腺癌的治疗。国内外的乳腺癌治疗指南一致推荐曲妥珠单抗联合帕妥珠单抗化疗方案用于淋巴结阳性高危 HER2 阳性乳腺癌的新辅助 / 辅助治疗。针对 HER2 靶点，临床上除了大分子单抗类药物以外，还有小分子酪氨酸激酶抑制剂（TKI）如拉帕替尼、吡咯替尼和奈拉替尼等。拉帕替尼或吡咯替尼联合卡培他滨可用于曲妥珠单抗治疗后复发转移乳腺癌的治疗，奈拉替尼可用于激素受体阳性 HER2 阳性乳腺癌高危患者曲妥珠单抗辅助治疗后的序贯治疗。恩美曲妥珠单抗（T-DM1）是曲妥珠单抗与微管抑制药物 DM1 偶联后制备的一种抗体药物缀合物，在复发转移性乳腺癌中显示了良好的疗效，另外还可用于经紫杉类药物联合曲妥珠单抗术前化疗后有浸润性癌或阳性淋巴结残留的 HER2 阳性乳腺癌的辅助治疗。CDK4/6 抑制剂在对内分泌耐药的乳腺癌细胞中表现出明显的生长抑制作用，多项研究证实，在对内分泌治疗敏感或已耐药的绝经后激素受体阳性乳腺癌患者中，CDK4/6 抑制剂联合内分泌治疗可以显著延长患者的无进展生存期。总之，随着对肿瘤发生机制和耐药机制的逐渐了解，靶向药物将使乳腺癌的治疗在个体化道路上不断进步。

（九）免疫治疗对乳腺癌有效吗

免疫治疗已成为近年来癌症领域热门的话题，但不同肿瘤类型之间的免疫原性和诱导免疫反应的能力存在很大差别。免疫治疗在免疫原性较强的黑色素瘤、肾细胞癌、肺癌等"热肿瘤"上取得了重要进展，单一的免疫检查点抑制剂对这些肿瘤的治疗效果较好。而乳腺癌免疫原性较差，即使三阴性乳腺癌免疫原性相对较强，但仍属于肿瘤浸润淋巴细胞（TILs）浸润少、免疫标志物表达低的"冷肿瘤"，通常不能通过单药免疫治疗获得有效的抗肿瘤效果。因此，近年来乳腺癌患者免疫治疗研究的主要方向是探索免疫治疗与其他传统治疗比如化疗、靶向治疗的联合治疗，以期进一步改善乳腺癌患者的预后。

已有多项临床研究在三阴性乳腺癌中进行了免疫治疗的尝试，IMpassion 130临床试验首次证实转移性三阴性乳腺癌可以从免疫治疗联合化疗中获益。基于此研究结果，2019年3月，美国FDA批准PD-L1抑制剂阿替利珠单抗联合白蛋白结合型紫杉醇用于转移性三阴性乳腺癌的治疗，极大地鼓舞了研究人员对乳腺癌免疫治疗的信心。在新辅助治疗领域，KEYNOTE 522研究显示在包含蒽环类、紫杉类和铂类药物的最强化疗基础上，帕博利珠单抗的加入可以显著提高早期三阴性乳腺癌的病理完全缓解率；IMpassion 031研究亦显示对于早期三阴性乳腺癌，标准蒽环类和紫杉类化疗基础之上加入阿替利珠单抗可以显著提高化疗疗效。这些临床研究结果使我们对免疫治疗从用于晚期三阴性乳腺癌前移至早期三阴性乳腺癌充满信心。

（周怡君）

八、乳腺癌能治好吗

乳腺癌是一种预后相对较好、生存时间相对较长的恶性肿瘤，与其他类型恶性肿瘤相比，治疗效果总体上较好。乳腺癌的预后与多种因素相关，例如肿瘤的分期、分子分型、病理分级等。近年来，我国乳腺癌患者的生存率有明显提升，尤其在经济发达的城市，如北京、上海，乳腺癌的生存率已达到世界发达国家水平。

（一）乳腺癌的预后

每一个确诊乳腺癌的患者，心里可能都会问"我还能活多久"。的确，在普通人的常识里，一旦得了癌症就像是给自己宣判了"死刑"，加上曾经一些演艺明星因为乳腺癌而香消玉殒，人们往往谈"癌"色变，甚至有些病友会觉得癌症是治不好的，干脆不治了。其实，乳腺癌是癌症里预后相对较好的。举个例子，在美国，2010—2014 年乳腺癌的 5 年净生存率已经达到了 90.2%，而同时期肺癌的 5 年净生存率只有 21.2%，两者的差距之大令人咋舌。

1. 什么是 5 年生存率

在医学上，我们常常用"5 年生存率"来评价肿瘤的治疗效果。不过很多肿瘤患者及家属一听医生提到"5 年生存率"，就会误以为得了这个肿瘤只能活 5 年。那到底是不是这样呢？

5 年生存率是指某种肿瘤经过各种综合治疗后，生存满 5 年的患者比例。5 年净生存率是指除去非癌症死亡的患者后，剩余患者生存满 5 年的病例。比较不同年龄、性别、社会经济学状况的癌症患者生存率时，除肿瘤外其他死因会影响癌症患者的生存状况，净生存率显得尤为重要。生存率是通过收集既往患者的随访资料得到的，因此只能知道大约 5 年前患者的数据。比如，2018 年国际癌症生存率研究（CONCORD-3）公布的 2010—2014 年美国乳腺癌的 5 年净生存率为

90.2%，意思是 2010—2014 年美国初次诊断乳腺癌的患者，除去非乳腺癌死亡的患者，剩下的患者有 90.2% 生存满 5 年。

那么为什么要选取 5 年呢？因为在过去，癌症患者的治疗手段有限，大部分的预期寿命都不足 5 年，故常用 5 年生存率表示各种癌症的疗效。当然，随着医学的发展与进步，在乳腺癌、前列腺癌等预后较好的肿瘤里，人们已经不满足于 5 年生存率了，更有 10 年生存率，甚至是 20 年生存率。

2. 乳腺癌的 5 年生存率有多少

目前，世界范围内多个国家已开展以人群为基础的癌症生存率研究，并定期向全世界公布。2018 年 3 月，国际癌症生存率研究（CONCORD-3）发表了五大洲 2000—2014 年常见 18 种癌症的生存情况，结果显示 2000—2004 年、2005—2009 年、2010—2014 年不同时期乳腺癌患者生存率普遍呈上升趋势，例如中国这三个时期乳腺癌的 5 年净生存率分别为 75.9%、80.4%、83.2%。

但生存率在不同的国家和地区，差异十分显著。在大多数经济发达的西方国家，乳腺癌的 5 年净生存率较高。例如，2010—2014 年，美国、加拿大、澳大利亚、德国 5 年净生存率分别为 90.2%、88.2%、89.5%、86%。在许多亚洲国家中，由于经济、生存环境、生育模式等诸多因素的联合影响，各地区的相对生存率有明显的差异：2010—2014 年日本乳腺癌的 5 年净生存率为 89.4%，是亚洲国家里最高的；同时期中国乳腺癌的 5 年净生存率为 83.2%，韩国为 86.6%；相对落后的国家，比如同时期印度的 5 年净生存率仅为 66.1%。

在中国，由于城乡女性获得乳腺癌筛查和早诊早治机会的差异，以及城乡乳腺癌治疗水平等因素的差异，乳腺癌预后地区差异较大，如 2003—2005 年我国乳腺癌患者平均 5 年相对生存率为 73.1%，其中城市地区 5 年相对生存率为 77.8%，农村地区仅为 55.9%。但随着医疗的发展，我国的乳腺癌生存率也有了大幅提升。与 2003—2005 年患者相比，我国 2012—2015 年患者的年龄标化 5 年相对生存率已经从 73.1% 提升到了 82.0%，其中城市地区从 77.8% 提升到 84.9%，农村地区从 55.9% 提升到 72.9%。许多经济发达的城市，如北京、上海等，乳腺癌的生存率基本达到西方发达国家的水平。2006—2010 年北京地区乳腺癌患者，5 年净生存率为 90.3%。

3. 乳腺癌的长期生存情况

有些患者朋友可能会问，5 年生存时间太短，有没有更长时间的数据呢？

一些发达国家和地区报道了人群为基础的女性乳腺癌患者 10 年生存率，例如，美国癌症协会统计资料显示，2001—2003 年患者随访至 2014 年的 10 年相对生存率为 86%，韩国 2001—2012 年近 11 万例患者经中位随访 6 年后的 10 年观察生存率达 84.8%，欧洲地区 2000—2002 年 11 万多例患者的 10 年标化生存率为 71%。我国上海市 2002—2006 年 3 586 例患者，中位随访 10.3 年，10 年总生存率为 78.6%。北京大学肿瘤医院 2002—2011 年的 3 302 例乳腺癌患者，中位随访 11 年，激素受体阳性 /HER2 阴性患者 10 年生存率为 88.1%，HER2 阳性患者 10 年生存率为 84.4%，三阴性患者 10 年生存率为 84.4%。

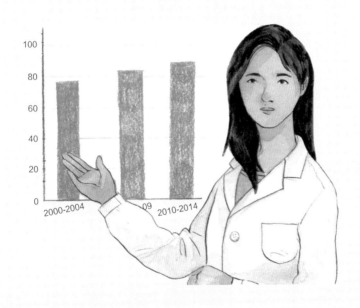

（二）影响乳腺癌预后的因素

1. 哪些因素影响乳腺癌的预后

很多患者可能都知道，癌症有早晚期之分。患者往往会问医生："大夫，我的癌症是早期还是晚期？"老百姓口中所谓的早晚期，在医学上的专业术语称为"癌症分期"。目前国际上通用的乳腺癌分期系统为 TNM 分期。乳腺癌的预后，不仅和癌症分期有关，还可能与以下因素有关：年龄，病理特征（病

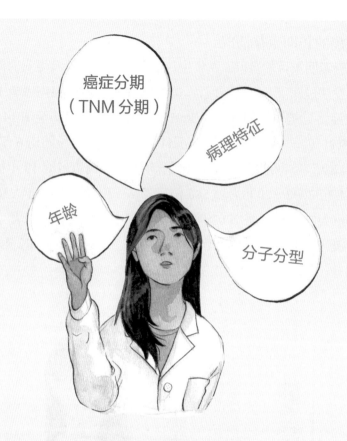

理类型、组织学分级、脉管癌栓等），分子分型，Ki-67 等。因此，我们不能只关注乳腺癌的分期，还得关注这些预后因素。此外，目前还有 21 基因检测、70 基因检测和循环肿瘤细胞检测等技术，帮助预测乳腺癌预后。

2. 什么是乳腺癌 TNM 分期

乳腺癌 TNM（tumor node metastasis）分期是美国癌症联合会和国际抗癌联盟（American Joint Committee on Cancer and the International Union for Cancer Control，AJCC-UICC）制订的，如今已经发展到了第八版。在第八版之前，TNM 分类依据是肿瘤大小、淋巴结受累情况和有无远处转移。第八版 TNM 分期系统在解剖学分期的基础上，加入了生物标志物，提高了区分预后的能力。下面我们简单介绍一下 TNM 的解剖学分期：

T 分期按照浸润性肿瘤的大小，简单分类如下：

（1）T_{is}：原位癌；

（2）T_1：肿瘤最大径≤20mm；

（3）T_2：20mm< 肿瘤最大径 ≤50mm；

（4）T_3：肿瘤最大径 >50mm；

（5）T_4：任何肿瘤大小，侵及胸壁或皮肤（溃疡或者卫星结节形成）。

N 分期指区域淋巴结分期，又可分为临床分期 cN 和病理学分期 pN。区域淋巴结包括腋窝淋巴结、同侧乳腺内淋巴结、内乳淋巴结和锁骨上淋巴结。这里介绍区域淋巴结的病理学分期 pN。

pN 主要以淋巴结转移的个数分类。简单分类如下：

（1）pN_0：无区域淋巴结转移。

（2）pN_1：微转移或 1~3 个腋窝淋巴结转移，和 / 或临床评估为内乳淋巴结阴性但前哨淋巴结活检证实微转移灶或肉眼可见转移灶。

（3）pN_2：4~9 个腋窝淋巴结转移，或影像学检查显示同侧内乳淋巴结转移而无腋窝淋巴结转移。

（4）pN_3：10 个或更多腋窝淋巴结转移；或锁骨下淋巴结（属Ⅲ级腋窝淋巴结）转移；或影像学检查显示同侧内乳淋巴结转移，伴 1 个或多个Ⅰ、Ⅱ级腋窝淋巴结转移；或 3 个以上腋窝淋巴结转移，以及前哨淋巴结活检证实但临床未发现的内乳淋巴结微转移灶或肉眼可见转移灶；或同侧锁骨上淋巴结转移。

M 是指有无远处转移。其中，M_0 指没有远处转移。M_1 指有远处转移。

根据不同的 TNM，参照解剖学分期表（表 2），我们便可以得出乳腺癌的解剖学分期。这便是传统的 TNM 解剖学分期。

表 2　乳腺癌 TNM 解剖学分期

分期	T	N	M
0 期	T_{is}	N_0	M_0
IA 期	T_1	N_0	M_0
IB 期	T_0	N_{1mi}	M_0
	T_1	N_{1mi}	M_0
IIA 期	T_0	N_1	M_0
	T_1	N_1	M_0
	T_2	N_0	M_0

续表

分期	T	N	M
IIB 期	T_2	N_1	M_0
	T_3	N_0	M_0
IIIA 期	T_0	N_2	M_0
	T_1	N_2	M_0
	T_2	N_2	M_0
	T_3	N_1	M_0
	T_3	N_2	M_0
IIIB 期	T_4	N_0	M_0
	T_4	N_1	M_0
	T_4	N_2	M_0
IIIC 期	任何 T	N_3	M_0
IV 期	任何 T	任何 N	M_1

2018 年 1 月 1 日开始的第八版 TNM 分期系统，除了传统的 TNM 解剖学分期，还加入了生物标志物检测结果，以便更好地划分预后。这些生物标志物包括雌激素受体（estrogen receptor，ER），孕激素受体（progesterone receptor，PR），人表皮生长因子受体 2（human epidermal growth factor receptor 2，HER2）以及病理分级（I~III 级）。对于 $T_{1\sim2}N_0$ 期、ER 阳性、HER2 阴性病灶，还要依据 21 基因检测结果决定分期。

举个例子，一位 $T_1N_0M_0$ 的乳腺癌患者，按照解剖学分期，属于 I A 期，但如果她是三阴性乳腺癌，她的预后分期则变为 II A 期。因为三阴性乳腺癌的总体预后较其他类型乳腺癌稍差。可以看出，新版 TNM 分期可以更好地区分不同类型乳腺癌的预后情况。

3. 不同分期的乳腺癌预后怎么样

我们了解了乳腺癌的 TNM 分期，那么不同 TNM 分期的患者预后情况是怎样的呢？

我们一起来看一项美国的研究，该研究分析了美国加州癌症登记系统中2005—2009 年的乳腺癌患者，共 50 982 例，中位随访 7 年，分别按照解剖学分期和预后分期计算不同分期的 5 年乳腺癌特异性生存率（表 3）。

表 3　不同分期的乳腺癌 5 年疾病特异性生存率

分期	解剖学分期 5 年疾病特异性生存率 /%	预后分期 5 年疾病特异性生存率 /%
ⅠA 期	98.5	99.3
ⅠB 期	98.1	97.5
ⅡA 期	94.6	94.3
ⅡB 期	85.2	93.0
ⅢA 期	85.3	88.0
ⅢB 期	73.4	83.6
ⅢC 期	70.8	67.6
Ⅳ 期	35.5	35.5

从表中我们看到，Ⅰ期患者的 5 年疾病特异性生存率最低已经能达到 97.5%，最高达到了 99.3%。随着分期的增加，生存率逐渐降低。预后分期中ⅢC 期的患者5 年疾病特异性生存率已经降到了 67.6%。而预后最差的Ⅳ期患者，5 年疾病特异生存率更是降到了 35.5%。

4. 肿瘤大小会影响预后吗

肿瘤大小，指原发乳腺肿瘤的最大直径，早期被认为是乳腺癌的重要预后指标之一。既往许多研究表明，乳腺癌患者生存期因肿块体积的增大而呈现出一种台阶式的改变：肿块越大，生存期越短。例如，来自 SEER 数据库早期的一个 24 740 例患者的队列研究显示，乳腺癌 5 年生存率范围是：肿瘤直径小于 2cm 为 91%，肿瘤直径介于 2~5cm 为 80%，肿瘤直径大于 5cm 为 63%。肿瘤的大小还与腋窝淋巴结转移以及远处转移直接相关。

5. 腋窝淋巴结转移会影响预后吗

腋窝淋巴结的转移、转移数量是乳腺癌最重要的预后指标之一。生存期、局部复发、复发时间、远处转移以及治疗失败都与腋窝淋巴结转移数目密切相关。腋窝淋巴结阴性患者 10 年无瘤生存率在 70%~80%，而腋窝淋巴结阳性者 10 年无瘤生存率则在 30% 以下，生存率随着阳性淋巴结数目的增多而降低。即使是小肿瘤（<2cm）患者，若出现病理性淋巴结转移，预后也较差。一项纳入约 25 000 例患者的研究显示：病理性淋巴结阴性、1~3 个淋巴结转移及大于 4 个淋巴结转移的患者中，5 年相对生存率分别为 96%、86% 和 66%。

6. 不同分子分型的乳腺癌预后怎么样

根据 ER、PR、HER2 表达情况可将乳腺癌分为 4 种不同的分子分型：管腔 A 型（ER 阳性和 / 或 PR 阳性、HER2 阴性，Luminal A）、管腔 B 型（ER 阳性和 / 或 PR 阳性、HER2 阳性，Luminal B）、HER2 过表达型（ER 和 PR 阴性、HER2 阳性）和三阴性乳腺癌（ER、PR、HER2 均阴性）。不同分子分型乳腺癌生物学特征不同，患者预后以及治疗的效果也不尽相同。研究显示，美国女性乳腺癌妇女中管腔 A 型占 74%，三阴性乳腺癌占 12%，管腔 B 型占 10%，HER2 过表达型占 4%，其中管腔 A 型乳腺癌预后较好，三阴性乳腺癌预后较差。上海地区一项以人群为基础的队列研究结果显示，2002—2006 年乳腺癌患者中Ⅰ、ⅡA、ⅡB 和Ⅲ~Ⅳ期 5 年生存率分别为 95.45%、92.21%、81.74% 和 67.24%；管腔 A 型、管腔 B 型、HER2 过表达型、三阴性乳腺癌，5 年生存率分别为 92.86%、88.62%、83.22%、80.69%。

7. 哪些病理指标影响乳腺癌预后

（1）肿瘤病理类型：最常见的类型是浸润性导管癌（invasive ductal carcinoma，IDC），占所有病例的 70% 以上，其次是浸润性小叶癌（invasive lobular carcinoma，ILC），约占 10%。长期随访显示，在随访的最初 6 年中 ILC 比 IDC 的复发风险低 16%，而在 6 年之后 ILC 比 IDC 的复发风险高 54%。管状癌、乳头状癌、黏液性癌、髓样癌和腺样囊性癌都预后良好，而微乳头状癌和未分化癌的预后似乎较差。

（2）肿瘤组织学分级：肿瘤的分级与患者预后的关系早已引起肿瘤学家的重视。乳腺癌的分化程度与预后有着十分密切的关系，但各种分级标准的差异颇大。目前较为流行的是 Nottingham 乳腺癌分级法。它评估了 3 个独立的肿瘤特征：①腺管形成的程度；②细胞核的多形性；③核分裂数。每个参数均有 3 个等级，将三者合计得出总分，分级越高，肿瘤的分化越差，预后也越差。在第八版 TNM 分期中，也将肿瘤组织学分级加入了预后分期的指标中。

（3）瘤周淋巴血管侵犯：淋巴血管侵犯似乎是不良预后指标，尤其是对于高级别肿瘤。一项队列研究纳入 1 704 例未接受任何全身性辅助治疗的患者，结果显示瘤周淋巴血管侵犯（peritumoral lymphovascular invasion，PLVI）是局部复发和死亡的独立危险因素。然而，更多的当代报告不太确定 PLVI 是否具有独立的预后价值。一项纳入 15 000 多例患者的人群为基础的研究表明，PLVI 与其他不良预后因素（如肿瘤大小、分级、ER 阴性）显著相关。若没有这些其他因素，PLVI 对生存情况没有任何影响。总体而言，这些研究表明 PLVI 具有预后价值，但其临床实用性仍有待确定。

（4）Ki-67：Ki-67 是目前最常用的反映肿瘤细胞增殖状况的标记，与肿瘤的发生、浸润、种植和转移过程相关。Ki-67 阳性表达率高，反映肿瘤细胞增殖活性强，恶性程度高，患者预后差。在乳腺癌中，肿瘤细胞中 Ki-67 表达被认为与细胞核分级、淋巴结转移、有丝分裂比率等密切相关。Ki-67 表达对乳腺癌的诊断治疗及预后评价有重要的参考价值。一项包含 46 项研究（超过 12 000 例患者）的荟萃分析指出，Ki-67 阳性表达率高的早期乳腺癌患者无论在淋巴结阳性还是淋巴结阴性组中均具有较高的复发转移风险。尽管 Ki-67 与预后高度相关，但由于 Ki-67 尚无统一的评估方法，也没有界定高、中、低 Ki-67 得分的标准临界值，因此并没有被列为第八版 TNM 分期的预后指标。

8. 各个年龄段患者的预后怎么样

确诊时年龄较小和年龄较大均与预后较差有关。然而，当代研究表明，随着时间的推移，年轻女性乳腺癌的预后也逐渐提高。

乳腺癌的亚型不同，年龄对预后的影响也不同。例如，在 HER2 阳性乳腺癌患者中，无论是否应用曲妥珠单抗治疗，年龄与复发和生存均无相关性。

既往有研究显示，35 岁以下患者的 5 年绝对生存率较低（74.7%），而 35~69 岁女性为 83.8%~88.3%。35 岁以下患者的肿瘤分期通常较晚，ER 阴性乳腺癌的比例较高，进一步研究提示这些患者的肿瘤生物学更具侵袭性。

年龄在管腔型乳腺癌中的预后意义可能更大。一项研究纳入约 17 500 例 I~III

期乳腺癌女性，确诊时年龄不超过 40 岁女性的乳腺癌死亡风险高于年龄更大的女性，风险增加最显著的是管腔 A 型和管腔 B 型乳腺癌患者，但在 HER2 亚型乳腺癌患者中，两个年龄组的风险无差异。

一项研究纳入 1 000 例接受手术治疗单侧乳腺癌的 35 岁以下患者，结果发现，2008 年与 2003 年相比，以下比例降低：局部复发率（3.2% vs 4.2%）、区域复发率（4.4% vs 6.1%）和远处转移率（10.0% vs 17.8%）。这些数据表明，过去年轻患者的复发风险虽高，但逐渐发展的辅助性全身治疗可能正在降低这一风险。

9. 乳腺癌远处转移了还能活多久

转移性乳腺癌，即 TNM 分期为Ⅳ期的乳腺癌。乳腺癌常见的远处转移器官依次是肺、骨骼、肝、脑。虽然转移性乳腺癌不太可能被治愈，但随着较新的全身性治疗的引入，患者生存已出现有意义的改善。总体中位生存期接近 2 年，但其范围为数月至数年，取决于分子亚型和所接受的治疗。

转移瘤累及胸壁、骨或淋巴结的患者可能有较长的无进展生存期，而有肝脏和 / 或淋巴管炎性肺病患者的无进展生存期和总生存期往往更短。

激素受体阳性患者通常预后更好，而且 ER 和 PR 双阳性肿瘤患者比单一激素受体阳性肿瘤患者的生存期明显更长。

10. 基因检测可以预测乳腺癌的预后吗

美国临床肿瘤学会（American Society of Clinical Oncology，ASCO）分别在 2007 年和 2017 年先后推荐 OncotypeDX（21 基因）和 MammaPrint（70 基因）用于指导早期浸润性乳腺癌辅助治疗决策。

Oncotype Dx（21 基因）主要适用于 $T_1 \sim T_2 N_0 M_0$、ER 阳性、HER2 阴性乳腺癌的女性，用以确定这些患者的预后以及是否需要化疗。AJCC 第八版乳腺癌分期系统和美国国立综合癌症网络（NCCN）乳腺癌指南均以Ⅰ类证据加以推荐。

MammaPrint（70 基因，国内商品名：玛普润）可用于评估临床高危、激素受体阳性、HER2 阴性乳腺癌且没有或只有少量（1~3 个）淋巴结受累患者的预后，以此判断是否需要化疗。

11. 循环肿瘤细胞可以预测乳腺癌预后吗

肿瘤细胞自原发灶脱落，直接或经淋巴系统间接进入血循环系统进而在远处组织、器官增殖，最终形成转移灶，这部分脱落进入循环系统的肿瘤细胞即被称之为循环肿瘤细胞（circulating tumor cells，CTC）。CTC 不仅对转移灶的形成意义重大，也对肿瘤的复发意义重大。研究发现，远处转移灶播散入血的 CTC 还可再度循环、侵袭到原发灶内并继续增殖，即 CTC 的自身种植。第八版乳腺癌 TNM 分期系统认为晚期乳腺癌外周血 CTC≥5 个细胞 /7.5ml，早期乳腺癌外周血 CTC≥1 个细胞 /7.5ml，提示预后不良，证据水平为Ⅱ级。然而，目前还不清楚此信息如何用于指导临床治疗，因此我们并不常规检测患者的 CTC。

（汪基炜）

九、医生推荐治疗方法的依据

（一）总能看到的"循证医学"概念是什么

循证医学（evidence-based medicine）概念于 20 世纪 90 年代提出，是指临床诊疗实践中，针对临床需要解决的具体问题，将医生个人的临床经验和专业知识技能与现有最佳证据结合，并充分考虑患者的价值观和意愿需求，作出临床诊治决策的过程。已故的"循证医学之父"David Sackett 博士在 2000 年提出了其经典内涵和三大要素（证据、医生、患者），谨慎、准确地应用当前可获得的最佳证据，结合临床医生的专业技能和临床经验，同时考虑患者的价值和意愿，综合三大要素来制订患者的治疗策略。

（二）医生如何通过"循证决策"来推荐治疗方法

临床医生为患者制订诊断和治疗决定，就是临床决策的过程，在乳腺癌诊疗手段多元化的今天，要从众多可选方案中选择最佳方案，提高决策的科学性，就要求临床医生必须具备基于现代循证医学的决策思路。那么，医生如何通过"循证决策"来推荐治疗方法呢？可以大致分为以下几个步骤：首先，就是根据患者的具体情况提出具体的临床问题，例如：化疗还是内分泌治疗，双靶向治疗还是单靶向治疗，使用进口药物还是国产药物，等等；然后，检索当前针对该问题的证据并严格评价证据，采集解决此问题的当前最佳临床证据，在这里需要提到的是证据的评价模式也是在不断发展变化的，逐渐从单一模式（例如证据金字塔）变为更全面的 GRADE 评价模式，在证据质量评价方面会综合考虑研究设计、精确性／一致性、可应用性、发表偏倚、效应大小

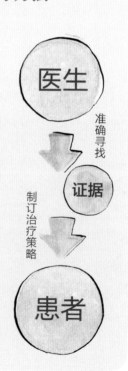

医生

准确寻找

证据

制订治疗策略

患者

等对不同等级证据进行上升或降级，在评价推荐意见时会综合考虑获利大小、负担、证据可信度、患者意愿、资源等方面因素，那些高质量、有利于患者和合理利用资源的证据就会得到强推荐；接下来应用最佳证据指导临床实践，在这个过程中有些治疗方案是无可争议或是当前唯一的选择，那么决策只需考虑患者的意愿、负担能力以及药物可及性等问题，而对于"比较微妙"的存在几种可选方案时，那就要求临床医生结合自己的经验，综合患者的实际情况和意愿、不同方案的疗效 / 费用 / 不良反应、资源和环境的限制等方面因素进行决策。

1. 医生如何通过循证决策推荐手术方式

（1）前哨淋巴结活检

前哨淋巴结活检是目前国际上相关乳腺癌诊疗共识与指南中规定的腋窝淋巴结状态检查方法。"前哨淋巴结"是指首先发生癌转移的淋巴结，腋窝前哨淋巴结活检是一种诊断技术，术中使用染料或者同位素示踪与探测技术方法，获取腋窝前哨淋巴结进行严格的病理学检查，目的是了解腋窝淋巴结是否存在癌转移。国际上相关乳腺癌诊疗共识与指南中规定，如果病理学提示前哨淋巴结阴性（未见癌转移），可以免除腋窝淋巴结清扫。

前哨淋巴结活检技术应用以前，因为不能在手术治疗前准确判断腋窝淋巴结是否存在癌转移，所以标准的乳腺癌手术要包含腋窝淋巴结清扫的内容，手术后部分患者会发生上肢淋巴水肿（北京大学肿瘤医院乳腺癌预防治疗中心患者发生比例为 24%）、上肢感觉与运动功能异常，对于腋窝淋巴结阴性的乳腺癌患者而言，腋窝淋巴结清扫的作用仅为证实腋窝淋巴结没有转移，代价是发生上肢功能障碍的风险。

国际上多项前瞻性随机对照临床研究结果证实，实施腋窝前哨淋巴结活检，在前哨淋巴结阴性的情况下免除腋窝淋巴结清扫手术是安全的。北京大学肿瘤医院乳腺癌预防治疗中心以同位素示踪技术为主，在前期验证获得 96.3% 的成功率与 3.3% 的假阴性率后（国际标准为成功率 >95%，假阴性率 <5%），2005 年 7 月北京大学肿瘤医院学术委员会批准北京大学肿瘤医院乳腺癌预防治疗中心的前哨淋巴结活检技术流程与技术规范进入临床应用，至 2009 年 12 月，已有 1 300 余例乳腺癌患者因为前哨淋巴结阴性而避免了腋窝淋巴结清扫，中位随访 3 年时的腋窝复发率为 0.55%（2011 年 Breast Cancer Res Treat 报告 3 万余例乳腺癌患者中位随访 3 年的腋窝复发率为 0.2%~0.8%）。同时，与腋窝淋巴结清扫相比，

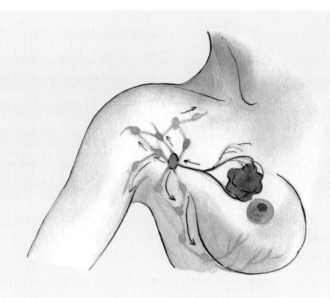

前哨淋巴结活检大幅度减少了发生上肢功能障碍的风险。正是有了这些临床研究和实践的证据，临床医生在诊治乳腺癌患者时，才会推荐前哨淋巴结活检作为标准的腋窝淋巴结状态检查方法。

（2）保留乳房治疗

乳腺癌的外科治疗理念，从19世纪的"可耐受的最大范围手术"，发展到目前的"有效的最小范围手术"，即保留乳房治疗。保留乳房治疗的内容包括完全切除乳腺上的恶性肿瘤、利用剩余腺体恢复乳房外观以及放射治疗。保留乳房治疗的关键是在乳腺癌灶完全去除的同时保留满意的乳房外观。当肿瘤相对于乳房体积较大时，切除肿瘤后的剩余腺体不足以恢复令人满意的乳房外观，这时可以通过手术前的新辅助化疗或者新辅助内分泌治疗缩小肿瘤体积，为部分患者创造保留乳房治疗机会。启动保留乳房治疗程序的前提是患者有保留乳房的愿望，随后医生根据肿瘤与乳房的情况评估保留乳房手术的可行性，手术过程中医生根据术中快速病理检查的结果确定已经完全切除肿瘤，并且利用剩余腺体恢复乳房外观。对于有保留乳房愿望，但是确实没有保留乳房条件的患者，可以应用自体组织或者硅胶假体进行I期乳房成型手术，或者术后进行II期乳房成型手术。此外，保留乳房治疗还需要在术中或者术后完成放射治疗。

外科治疗理念的发展同样是遵循现代循证医学的决策思路，国际上多项前瞻随机对照临床研究结果证实，对于严格选择的病例，保留乳房治疗后的总生存率不低于全乳房切除，但同侧乳房包括两种情况，手术部位复发与第二原发癌。复发癌与第二原发癌意义不同，前者是原有疾病过程的延续，后者是新发疾病过程的开始。2010 年 Lancet 报道 TARGET-A 国际多中心研究中位随访 2 年局部复发率 0.95%。北京大学肿瘤医院乳腺癌预防治疗中心于 2000 年开展保留乳房治疗，对照研究结果显示，保留乳房治疗后同侧乳房复发率略高于全乳房切除后的胸壁复发率，但是发生远处转移的机会低于全乳切除。问卷调查显示，既往于本中心治疗的患者中，保留乳房治疗的生活质量好于全乳房切除。由于经验的积累、技术与方法的改进，2007 年后接受保留乳房治疗病例的局部复发率明显低于早期治疗的病例，2020 年北京大学肿瘤医院乳腺癌预防治疗中心再次总结了在本中心接受保留乳房手术患者的长期随访资料，结果发现对于分期 $T_{1\sim3}N_{0\sim2}M_0$ 的乳腺癌患者，接受保留乳房手术治疗后，10 年的乳腺局部复发率为 0.9%，10 年无远位转移生存率 94.8%，10 年无病生存率 90.9%，10 年乳腺癌特异性生存率为 93.4%。基于国际上多项前瞻随机对照临床研究的研究结果，以及本中心病例的随访资料，对于有保留乳房愿望的患者，可提供保留乳房治疗这一安全的外科治疗选择。

2. 持续 5 到 10 年的内分泌治疗有必要吗，能否耐受

内分泌治疗是乳腺癌主要全身治疗手段之一。激素受体是存在于正常乳腺细胞中的一种蛋白质，体内的激素能通过它们为乳腺细胞提供生长动力。当乳腺细胞因为种种因素发生癌变，产生的癌细胞仍可能保留着正常乳腺细胞的印记 - 激素受体系统，我们把这一类乳腺癌称为"激素依赖型乳腺癌"。早在 19 世纪末，人们已经开始应用双侧卵巢切除治疗绝经前晚期乳腺癌。20 世纪 70 年代，三苯氧胺的问世成为乳腺癌内分泌药物治疗新的里程，国际上多项前瞻性随机对照临床研究结果证实，术后使用三苯氧胺进行辅助内分泌治疗，三苯氧胺治疗 5 年者预后优于治疗 2 年者。20 世纪 90 年代第三代芳香化酶抑制剂的问世则使乳腺癌内分泌治疗进入了一个新时代，ATAC、BIG1-98 等研究证实，对于绝经后激素依赖型乳腺癌患者，应用第三代芳香化酶抑制剂进行辅助内分泌治疗者相对于三苯氧胺治疗者，预后得到进一步改善。而近年来多项前瞻性随机对照临床研究已经证实，对于一部分复发转移风险高的激素依赖型乳腺癌患者，将术后内分泌治疗时间由 5 年延长最多至 10 年，相对于治疗 5 年者，预后可以得到改善。这些临床研究的研究结果是医生向患者推荐内分泌治疗的依据。

从上文的介绍可以看出，相对于化疗来说，内分泌治疗是一种低治疗毒性的

治疗方法，多数患者可以坚持长达数年的内分泌治疗。在患者的治疗过程中，医生会根据不同药物常见的不良反应，推荐进行相关的监测和预防措施，比如对于服用三苯氧胺治疗的患者，推荐定期监测血液生化指标，定期进行妇科检查，如果出现阴道不规则出血，则需要进行进一步检查。服用芳香化酶抑制剂治疗的患者，医生会更加关注患者是否存在关节疼痛等症状，同时建议每年进行骨密度检查，监测骨质疏松的发生，对于骨密度下降明显的情况，部分患者需要使用双膦酸盐等治疗。如果患者出现了难以耐受的严重不良反应，可以考虑换用其他药物治疗。

3. 抗 HER2 治疗延长治疗时间疗效是否更好

首先，让我们回顾一下 HER2 基因与曲妥珠单抗（赫赛汀）在乳腺癌治疗领域的发展历程。1979 年，Robert A. Weinberg 教授从大鼠神经系统肿瘤的 DNA 中，发现了一种特殊的基因，将它命名为 neu，后来人们又在人体细胞中发现了类似的基因，命名为 HER2，1987 年，Dennis Slamon 博士、Bill McGuire 博士等人发现，有大约 20%~30% 的乳腺癌存在 HER2 基因的扩增或者过表达，过多 HER2 基因的存在导致了细胞增殖的失控和肿瘤的发展，这部分患者也因此具有更高的复发转移风险和更差的预后，HER2 基因成为了乳腺癌的一个潜在治疗靶点。经过不懈的努力，科学家终于找到了一种可以针对性地与乳腺癌细胞表面 HER2 受体结合并反应的药物——曲妥珠单抗。1998 年，曲妥珠单抗经美国 FDA 批准上市。曲妥珠单抗的问世，显著降低了 HER2 阳性乳腺癌患者的复发转移风险，成为乳腺癌靶向治疗领域的里程碑。

国际上多项前瞻性随机对照临床研究对于曲妥珠单抗在治疗 HER2 阳性早期乳腺癌中的使用时间以及与化疗的联合方式进行了研究，其中，HERA 研究的结果证实，使用曲妥珠单抗治疗 2 年的 HER2 阳性乳腺癌患者与使用曲妥珠单抗治疗 1 年的 HER2 阳性乳腺癌患者进行比较，治疗 2 年者并未获得生存改善，因此，基于此研究结果，早期乳腺癌患者无法通过延长曲妥珠单抗治疗至 2 年以获得生存改善。同时，多项随机对照临床研究（比如 PHARE 研究、PERSEPHONE 研究等）正在探索将部分 HER2 阳性早期乳腺癌患者的曲妥珠单抗治疗时间缩短至 6 个月，是否可以获得不低于 12 个月治疗时间者的治疗效果，目前相关研究尚未得出一致结论，因此，对于 HER2 阳性早期乳腺癌患者，12 个月仍然是目前国际上相关乳腺癌诊疗共识与指南中推荐的抗 HER2 治疗持续时间。

·········· （三）为什么要参加临床研究，参加临床研究安全吗 ··········

临床研究（clinical research）是以疾病的诊断、治疗、预后、病因和预防为主要研究内容，以患者为主要研究对象，以医疗服务机构为主要研究基地，由多学科人员共同参与组织实施的科学研究活动。当患者在接受乳腺癌诊疗时，医生有时会建议加入"随机分治疗组"的临床研究，这与乳腺癌的诊断治疗流程特征以及医生的决策过程有关。原发性乳腺癌诊断治疗的环节很多，比如是否需要做化疗，如果需要化疗，是手术前还是手术后做。每个环节遇到的选择很多，比如手术方式的选择，是做保留乳房手术，乳房切除手术，还是乳房切除即刻乳房重建手术。在每个环节中，只能选择一项，这就需要权衡各种选择的利弊。

当医生帮患者分析利弊时，依据的是以往的相关临床研究结果，比如，由于进行过相关研究，有足够确凿的医学科学证据，医生才能告诉患者"在……的条件下，保留乳房与切除乳房，生存时间上没有区别""前哨淋巴结没有癌转移时，不做腋窝淋巴结清扫手术是安全的"等，患者寄予厚望的"医生的经验"应该是对既往相关研究的全面了解和深入理解。

做临床研究的目的是今后能够明确回答今天还不能回答的临床问题。在实际工作中会遇到这样的情况，由于既往没有相关研究，或者既往的研究不能提供足够等级的证据，医生无法衡量不同选择之间的利弊，这时仅凭"个人感觉"进行决策很可能会犯医学科学错误，损害患者健康利益。临床工作中当面临这种难以决策的情况时，会进行相关的研究，期望通过临床研究的结果解答问题。如果患者就诊的医院正在进行相关临床研究，并且患者的情况符合加入临床研究的入组标准，医生会建议患者加入。如果患者经过考虑之后同意加入临床研究，这时的治疗选择随机决定，患者的治疗过程与随访结果将作为研究资料。当然，不加入临床研究（或者没有相关临床研究）也要作出治疗选择，不过是另一种方式的"碰运气"，但是不能作为研究病例。患者加入这样的临床研究项目，利益不会受到损害，只是"碰运气"的方法不一样，且为在今后解决类似问题作出了贡献。

患者不愿意参加临床研究最常见原因是认为参加临床研究可能存在不确定风险，相当于实验室的"小白鼠"，其实存在这种顾虑非常正常。参加临床研究固然存在"不确定风险"，但这种风险是相对的。第一，临床试验作为临床研究中的一类，指任何在人体（患者或健康志愿者）进行药物的系统性研究，以证实或揭示试验药物的作用、不良反应和／或试验药物的吸收、分布、代谢和排泄，目的是确定试验药物的疗效与安全性，这类试验在进行人体临床试验之前，往往已经获得在动物（如鼠、狗、猴子等）体内的安全数据并充分进行了风险评估。第二，在正式开展人体临床试验之前都需要获得伦理委员会的批准，伦理委员会是由医学专业人员、法律专家及非医务人员组成的独立组织，其职责为核查临床试验方案及附件是否合乎道德，并为之提供公众保证，确保受试者的安全、健康和权益受到保护，其中的非医学专业的人员就是代表患者的观点和利益，大部分研究也会要求给受试者购买相关的保险，此外，临床研究要求获得受试者的知情同意，受试者有权利随时退出研究，这也是对受试者权益的一种保护。第三，正是因为出于对受试者利益的保护，有临床获益前景的治疗或药物才会开展临床研究，新的药物或治疗方式在进入临床实践之前需要先经过临床试验验证其有效性和安全性，因此，参加临床研究就意味着有机会优先接受可能有效的新治疗方法或更优组合，这将有助于改善疾病状况，帮助恢复健康，如果治疗方法被证实为有效，受试者将有机会成为第一批受益者，例如：那些参加 HERA 研究的患者优先接受 1 年的曲妥珠单抗治疗而最终被证实获得了生存改善。换一个角度，患者目前接受的治疗也是基于之前已经开展的临床研究结果，是"前人"的经验使您间接获益，所以患者参加的临床研究结果还有可能直接或间接帮助到已经患有或未来会患有特殊该病的人群。第四，患者也不用担心隐私泄露的问题，因为研究过程中涉及的受试者的隐私都会有严格的保密要求，受试者姓名、电话、身份证号、家庭住址等信息，都会妥善保存，防止泄露受试者隐私，对于研究中可能涉及的人类遗传学方面的组织样本等，也有相关的法律法规来保护。

（王子甲　何英剑）

十、得了乳腺癌，乳房还能留吗

得了乳腺癌就得切除乳房是很多患者和家属传统观念中默认的手术方法。女性患者虽然恐惧切除乳房会对身体造成很大创伤、严重影响生活质量，但又对缩小切除范围存有顾虑，担心无法完全清除肿瘤细胞留下后患。"保命"和"保乳"长期被人们认为是不可共存的两个目标。对乳腺癌疾病特征的不断认知和医疗技术的进步减少了人们对手术的恐惧与顾虑。当人们惊讶于乳腺癌可以有效治疗且能保住乳房的时候，医学界已经通过几十年的观察研究证实，保留乳房治疗可以获得与全乳切除手术相似的生存结果。

1. 乳腺癌的手术治疗是如何发展的

乳腺癌的现代手术治疗已有 100 多年的历史。在最初期的阶段，随着医学技术的进步，人们发现通过切除乳房、胸肌以及腋窝淋巴结，可以改善乳腺癌患者的生存，这种手术方式在 100 多年前的医疗水平下，可以说取得了不小的治疗效果的进步。在随后的一段时期，人们探索扩大乳腺癌的手术范围，希望带来更好的治疗效果，手术切除范围越来越大。但事实上这一手术思路并未达到预期效果，人们理所当然的推论没有契合到乳腺癌的疾病规律上。自 20 世纪 70 年代起，学者们逐渐看到：对一些早期的乳腺肿瘤扩大了手术切除的范围没有获得更好的治疗效果，却给患者造成了更大的创伤，同时由于放射治疗的进步，对一些较早期的肿瘤，如果做了局部的广泛切除（保乳手术）以后做放射治疗，远期效果与做全乳切除手术相似。人们逐渐转换了手术治疗的思路，从扩大手术范围，转而探索缩小手术范围能否带来同样的治疗效果。欧美国家在 20 世纪 70—80 年代开展的几项大型临床研究，特别是 NSABP B-06 和 Milan 研究发现，对于早期乳腺癌患者，其接受局部切除乳腺肿瘤并施行术后放疗，也可达到全乳切除手术近似的治疗效果。自此，保留乳房手术逐渐成为早期乳腺癌的标准手术方式。通过保留乳房手术治疗，患者不仅获得了与全乳切除一致的治疗效果，术后的生活质量也得到明显的改善。

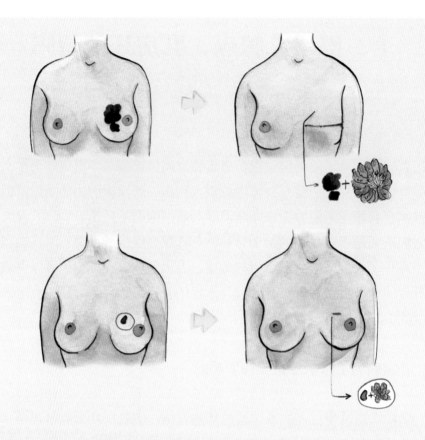

2. 乳房全部切除手术效果更好吗

从乳腺癌手术治疗发展历程可以看到，全乳切除手术在乳腺癌的现代治疗当中，占有很重要的位置，在 20 世纪 70 年代以前，全乳切除术是乳腺癌患者唯一的选择，那个年代没有其他手术方式与全乳切除手术进行生存效果方面的比较，无法确定全乳切除手术的效果是否更好。在保留乳房手术出现后，很多研究开展起来，去探索保留乳房手术与全乳切除手术的治疗效果，以及探索哪些情况乳腺癌可以接受保留乳房手术。全球 6 个大型的研究发现，对于早期乳腺癌患者，全乳切除手术并没有比保留乳房手术带来更好的长期生存结果，两种手术方式在局部复发方面的差别也不明显。另外，进入 21 世纪后，欧美的肿瘤中心对在现代综合治疗条件下接受保留乳房手术的患者和全乳切除手术患者的生存结果分析发现，保留乳房手术组优于全乳切除手术组。北京大学肿瘤医院乳腺癌预防治疗中心的研究也发现，在同样分期的中国乳腺癌患者中，保留乳房手术治疗与全乳切除手术比较，局部复发风险并未见到明显的差别（6 年局部复发率：保留乳房手术组 1.8%，全乳切除组 1.3%，两组复发率在统计学上没有差异），保留乳房手术的长期生存效果，优于全乳切除手术（6年无病生存率：保留乳房手术组91.3%，全乳切除组86.3%，两组的无病生存率在统计学上有差异），本中心在2020年对更长期的随访结果进行的分析发现了同样的趋势。这一现象与同一时期的欧美保留乳房治疗结果一致。在进一步的细分研究中，我们发现年长的乳腺癌患者（发病年龄大于40岁），存在这一现象，但对于年轻的乳腺癌患者（发病年龄小于等于40岁），两种手术方式的生存效果没有明显差别，此结果也与国外研究类似。当然，对于不能完成保留乳房手术的乳腺癌患者，全乳切除仍为必须的手术方式。由此可以看出，全乳切除手术，对于早期乳腺癌患者，在目前的技术水平下，没有体现出更优的效果。

3. 保留乳房治疗的长期效果如何

保留乳房手术自20世纪70年代出现以来，已成为早期乳腺癌的标准手术方式，经过早期的大规模前瞻性临床研究后，在欧美国家广泛开展，在之后的年代里，人们对保留乳房治疗的效果进行了长期随访观察，目前已有了超过20年的随访结果。从长期随访观察结果来看，保留乳房手术治疗后的患者，局部控制结果与全乳切除患者没有明显差别。大量的数据证实，接受保留乳房治疗的乳腺癌患者，能够获得不亚于全乳切除手术的长期生存效果。当然，很多研究数据都是40年前治疗模式下的临床研究，那么对于现代治疗模式下的保留乳房手术患者，其长期生存如何呢？北京大学肿瘤医院乳腺癌预防治疗中心在2020年总结了在该中心接受保留乳房手术患者的长期随访资料，结果发现分期为 $T_{1\sim3}N_{0\sim2}M_0$ 的乳腺癌患者，接受保留乳房手术治疗后，10年的乳腺局部复发率为0.9%，10年无远位转移生存率94.8%，10年无病生存率90.9%，也就意味着在该中心接受保留乳房手术的早期乳腺癌患者，在术后10年的时候，90%以上的患者没有出现复发转移。10年乳腺癌特异性生存率为93.4%。这是我国乳腺癌患者接受保留乳房治疗的随访数据，说明我国早期乳腺癌患者接受保留乳房治疗，同样能够获得较好的长期效果。

4. 为什么保留乳房手术在欧美国家广泛开展

我国的乳腺癌保留乳房手术，从无到有，从少到多，逐渐推广。2020年吴炅教授等报道全国具有代表性的110家医院保留乳房手术开展情况的统计结果，中国乳腺癌保留乳房手术率总体比例上升到21.9%，保乳手术在我国的推广和接受程度逐渐提高。北京大学肿瘤医院乳腺癌预防治疗中心接受保留乳房手术的患者比例常年维持在 40% 以上。这一比例在国内处于最高水平，但仍低于欧美国家的早期乳腺癌患者 60% 以上接受保留乳房手术的比例。造成这种差异的原因包括几方面：首先保留乳房手术起源于欧美国家，各个医院普遍开展此项手术，医生对保留乳房手术理念普遍接受。其次，欧美人群的乳房体积普遍较大，即使切除较大的组织量，保留乳房手术后仍能保留住良好的乳房外观，这样的情况下保留乳房手术才能有机会更多开展。再次，乳腺癌筛查对于早期发现肿瘤亦有帮助，随之而来的结果就是早期乳腺癌比例较高，为保留乳房手术的开展提供了有利条件。中国的情况和欧美略有不同：东方女性乳房相对较小，肿瘤切除后容易导致乳腺外观的明显变化，患者因此放弃保留乳房手术而做全乳切除术；另一方面，长期以来，很多患者和家属认为切除乳房似乎是治疗女性乳腺癌的常规方式，对于女性患者来说，虽然切除乳房会对身心造成巨大创伤，但又担心保乳会使癌细胞清除得不够彻底，影响到生存，即认为乳房全部切除比较"安全"，更能够"保命"。但其实，保留乳房和治疗安全并不矛盾，相比改良根治术，保乳手术创伤小，能获得更好的乳房外观，能更多保留女性术后的生活质量，减少对心理的打击。

5. 保留乳房手术是否适用于所有乳腺癌患者

既然保留乳房手术已经在欧美国家广泛开展，在国内也不断推广，那么是否所有乳腺癌患者都适合保留乳房手术治疗呢？我们上述提到的保留乳房手术比例，通常指早期乳腺癌患者接受保留乳房手术的比例，即意味着不是所有患者都适合接受保留乳房手术。具体的，哪些患者能够接受保留乳房手术呢？从专业角度讲，会有些比较刻板、专业的标准，比如肿瘤一般不大于 3cm，钼靶片上没有广泛钙化，不能是多中心病变等。非医学专业人员对于这些标准不太容易理解。其实核心原则就是既要切除肿瘤后保证切缘阴性，还要保障术后乳房外观能够接受，并且患者没有放疗的禁忌证，满足这几个条件就可以做保留乳房手术。如果肿瘤切除了，但乳房外观损失已经让人无法接受，不是一个正常的乳房形态，那么这个时候就不适于施行保留乳房手术。要达成保留乳房的目标，需要专业医生在术前评估，并预估乳房外形缺损程度，术中切除肿瘤后病理医生检查切缘是否有肿瘤细胞残留。当然，最重要的先决因素，还是患者有保留乳房的意愿，如果患者没有保乳的意愿，上述的评估和术中操作步骤就没有实施的必要了。另外，保留乳房手术后，往往需要放射治疗，那么也就需要患者能够接受放疗。如果患者因为各种因素，无法接受术后放疗，医生不会建议实行保留乳房手术。幸运的是，近年出现的术中放疗技术，能够为接受保留乳房手术的部分患者替代术后放疗或者减少术后放疗时间，进而为患者提供更多的接受保留乳房治疗的便利性。

6. 病灶在乳房的位置影响保留乳房手术实施吗

乳腺肿瘤可以出现在乳房内的各个位置，有的乳腺癌患者担心病灶位置对保留乳房手术的安全性有影响。从研究数据看，这种担心是没有必要的，因为没有研究发现病灶在乳房内的位置，会对保留乳房手术后治疗效果造成影响。对位于乳头乳晕区的乳腺癌，有些学者因担心累及乳头乳晕，加之切除乳头乳晕后美容效果不理想，便视为保乳的禁忌。但随着手术技术的不断进步，特别肿瘤整形手术的开展，位于中央区的乳腺肿瘤不再是保留乳房手术的禁忌。尽管可能需要切除乳头乳晕，但保留住乳房的基本形态，外观也优于一般的乳房全切加成型手术，患者付出的代价更少。如果患者有需要，还可以行二期乳头乳晕再造手术。同时，从既往的研究资料以及本中心的观察结果看，位于乳头乳晕区的乳腺癌，接受保留乳房手术后，其生存效果并未受到影响。此外，病灶在乳房内的不同位置会对保留乳房手术后乳房外观造成不同影响，比如位于乳房外上象限的病灶，切除后的乳房外观变化较小，而切除位于乳房下方的病灶，乳房往往容易出现"鹰嘴样"变形，影响乳房美观，此时就需要通过乳腺整形外科技术，利用周围组织修复乳房缺损，达到切除肿瘤和保留乳房良好美学效果的两个目标。

7. 淋巴结转移了还可以保留乳房吗

经常有患者问到淋巴结转移会不会影响保留乳房手术，患者关心的不是保留乳房手术能不能做下来，而是担心有淋巴结转移时做保留乳房手术，治疗效果是否会受到影响。实际上这种担心是没有必要的。首先，如前面所述，保留乳房手术的核心是既要切除乳房肿瘤，又要保留乳房外型，那么淋巴结有无转移，都不影响乳房手术的进行。直观地讲，淋巴结和乳房是两处手术区域，淋巴结的转移对乳房手术的施行影响很小。其次，患者所担心的淋巴结转移影响手术安全性问题，没有研究证实淋巴结转移的患者接受保留乳房手术的复发风险比全乳切除手术高。从专业角度讲，淋巴结出现了转移，提示的是乳腺癌患者全身转移的风险，这种风险需要系统性药物治疗来应对。而无论是全乳切除手术还是保留乳房手术，作为局部治疗方法，都无法明显改变全身转移的风险。因此，患者如果有保留乳房的意愿，不必纠结于淋巴结是否出现转移。

8. 年轻患者是否可以保留乳房

年轻乳腺癌的界定标准目前在学术界不尽一致，曾有学者将≤40岁或≤45岁定义为年轻乳腺癌。既往研究结果显示，≤40岁乳腺癌患者与>40岁患者相比，生存更差，复发风险更高。欧美乳腺癌患者发病年龄分布与中国不同，40岁以下新发乳腺癌只占总体新发乳腺癌病例的约5%，而亚洲人群这一比例接近20%。既往保留乳房治疗的相关前瞻性研究没有专门针对发病年龄进行专门的分层对比，因此在研究中不同年龄组的临床病理因素可能存在不均衡。年轻乳腺癌患者即使肿瘤较大、发生淋巴结转移，仍然倾向于选择保留乳房手术。目前对年轻乳腺癌患者的保留乳房治疗存在不同意见，一些较早的研究结果提示年轻乳腺癌患者接受保留乳房治疗后局部复发风险高于年长乳腺癌患者，但一项荟萃分析显示，年轻乳腺癌患者接受保乳治疗生存不差于全乳切除手术治疗。国内少有年轻乳腺癌患者保留乳房治疗的大样本长期随访结果报道。本中心近年研究显示，年轻乳腺癌患者（≤40岁）接受保留乳房治疗，其局部复发、远期生存均不差于全乳切除术，年轻乳腺癌患者可以安全地接受保留乳房治疗。随着近年综合治疗方法的不断变化，保留乳房治疗后局部复发风险不断下降，从早期的年复发率1%，到目前的0.5%，年轻乳腺癌患者的生存也随之改善。

9. 有了保留乳房意愿及要求，手术前需要做哪些准备

手术前的准备工作，首先要完善乳腺肿瘤相关的一些检查，包括分期检查、乳腺磁共振检查、乳腺X线（钼靶）检查、乳腺超声检查等，收集到这些检查资料后，医师会评估保留乳房手术可行性，通常除了评估保留乳房可行性以外，还需要考虑到如果保留乳房术中无法达到切缘阴性，是否行乳房重建，进而在术前充分准备，以便在手术当中有备无患。至于术前的常规准备，听由护士安排就可以了。患者仅需把自己的想法和要求，向医生讲清楚，由医生来设计手术方案。

10. 携带 *BRCA1/2* 基因突变的患者接受保留乳房手术安全吗

BRCA1 和 *BRCA2* 均属肿瘤抑制基因，分别于 1990 年与 1994 年被鉴定出来。携带 *BRCA1/2* 基因突变的女性乳腺癌发病风险增加。研究表明，5%~10% 的乳腺癌患者具有明确的遗传基因突变，称之为遗传性乳腺癌（hereditary breast cancer，HBC），其中 *BRCA1/2* 基因突变占 15%。中国散发性乳腺癌大样本研究发现，*BRCA1/2* 突变总阳性率占散发性乳腺癌的 5.3%。临床工作中时常看到乳腺癌患者担心如果携带 *BRCA1/2* 突变并接受保留乳房治疗，复发风险高于全乳切除。北京大学肿瘤医院乳腺癌预防治疗中心的既往研究发现，携带 *BRCA1/2* 基因突变的乳腺癌患者，与未携带 *BRCA1/2* 基因突变的患者比较，接受保留乳房治疗后复发风险没有明显差异。欧洲的研究也看到相似结果。所以根据目前的证据，携带 *BRCA1/2* 基因突变并不是保留乳房手术的禁忌。

11. 为什么保留乳房手术后要放疗

术后放疗的时间一般为 5 周左右，需要患者每天往返于医院的放疗科进行治疗，距离医院较远的患者多有不便。那么为什么保留乳房手术后，必须要做放疗呢？原因在于，病理检查时，病理切片不能完全查到所有组织，切缘没有残留肿瘤组织，但理论上存在未检测的肿瘤细胞的可能性，术后进行放射治疗，能够进一步将它消灭。既往的大型临床研究中，保留乳房手术联合放疗，方可获得与全乳切除手术相当的治疗效果。而术后是否放疗，是影响保留乳房术后复发风险重要因素，2011 年的荟萃分析显示，保留乳房手术联合放疗，对比保留乳房手术无放疗，可降低 48% 的复发风险，减少 18% 的乳腺癌相关死亡风险。虽然也有研究发现，对于复发风险较低、分期很早的一部分老年患者，保乳术后免除放疗，也可获得不错的局部治疗结局，但仍无法达到与放疗并驾齐驱的效果。放疗仍为保乳术后的标准治疗。近些年出现的术中放疗，为一部分患者替代术后放疗带来了希望：在保留乳房手术过程中，切除肿瘤并达到切缘阴性后，使用术中放疗设备对瘤床进行 10~30 分钟的局部 X 线照射，即可达到不差于术后放疗的局部治疗效果。

12. 保留乳房后必须要化疗吗

目前乳腺癌的治疗已经进入了综合治疗的时代，除了乳房手术以外，往往需要根据病理分型结果，给予患者化疗、内分泌治疗、靶向治疗、放疗等治疗。在手术前，患者由于对专业知识的不了解，担心因为做了保留乳房乳术，术后要比全乳切除手术多做化疗。事实上做了保留乳房手术并不需要比全乳切除手术接受更多的化疗。是否使用化疗、使用哪种化疗方案和周期数，不是根据手术方法决定的，而是根据患者的病理结果，特别是病理分型结果以及淋巴结情况、肿瘤大小、年龄等信息来决定，手术方式不在决策化疗的信息队列中。无论是保留乳房手术，还是全乳切除手术，我们获得的病理结果是一致的，即影响化疗的决策信息一致。因此不必担心因为接受了保留乳房手术，而比全乳切除手术多做化疗。

13. 哪些治疗方法可以提高保留乳房的机会

新辅助化疗，以及新辅助内分泌治疗，靶向治疗，即在术前使用化疗、内分泌治疗或靶向治疗，都能够在不同程度上提高施行保留乳房手术的机会。最常用的方法是新辅助化疗，比较经典的两个研究当属 NASBP B-18 和 EORTC10902 试验。这两项研究在初始阶段根据临床资料，评估研究人群中可行保留乳房手术的比例，完成新辅助化疗后，统计成功施行保留乳房手术的比例，以此计算较化疗前提高的保留乳房手术比例。研究发现总体上可增加 20% 左右的保乳比例。实际上能够从术前的新辅助化疗获益的，主要是初始时因肿瘤较大而保留乳房机会较小的患者，研究发现，这类病情的患者接受新辅助化疗，可以使接近 50% 的患者完成保留乳房手术。另外，近些年化疗药物的不断优化，靶向治疗的加入，使化疗后乳房病灶的病理完全缓解比例不断提高，理论上可能带来更高的保乳治疗的比例。术前内分泌治疗在国内的开展范围虽然没有化疗那么大，使用历史也较化疗短，但荟萃分析的结果显示，激素受体阳性患者接受术前内分泌治疗，在提高保留乳房手术机会方面也可以获得与术前化疗近似的效果。

14. 如果无法保留乳房，还有什么方法可以恢复乳房外型

对于因肿瘤范围较大而无法保乳的患者，如果仍然希望恢复乳房外观，目前有一系列方法来修复或重建乳房。首先，对于肿瘤切除后、乳房缺损较明显的情况，可以通过乳腺肿瘤整形与乳腺癌保留乳房手术结合技术，比如带血管蒂的周围组织瓣转移，来填充缺损修复乳房外观，而且一次手术即可达到切除肿瘤获得切缘阴性并恢复乳房外观的目的。其次，如果医生预估周围组织瓣转移填充仍然无法恢复乳房外观，则需全乳切除手术联合乳房重建手术。

　　从时机上讲，乳房重建可分为即刻重建和延期重建。即刻重建指乳腺癌手术的同时行乳房重建；延期重建则是在乳腺癌术后一段时间再进行。实施即刻重建的患者，乳腺癌手术与乳房重建一次完成，减少了患者的麻醉、手术的次数和住院时间，一定程度上减少了手术的风险和治疗的费用。但并不是所有患者都适合即刻乳房重建，即完成乳房手术后，需经过一段时间，才能再次做手术行乳房重建。乳房重建的方法有假体乳房重建和自体乳房重建，自体乳房重建又分为带蒂组织瓣重建和游离组织瓣重建，每种术式都有相应的优缺点。医生会根据患者的治疗情况或身体情况，给予患者推荐的重建方式。对于有乳房重建需求的患者，需提前与主管医生充分沟通。

（王立泽）

十一、乳腺癌手术以后上肢功能会受到影响吗

1. **哪些乳腺癌手术会使上肢功能受到影响**

在乳腺癌的众多治疗手段中，外科手术是重要的一环。外科手术俗称"开刀"，指通过外科设备或外科仪器，经外科医师或其他专业人员的操作，进入人体或其他生物组织，以外力方式排除病变、改变构造或植入外来物的处理过程。手术的核心内容为祛除病变、改变构造、重塑外观。而在改变构造的同时，势必会造成不同程度的并发症，比如出血、感染、疼痛、畸形、运动和感觉异常等。在乳腺癌的手术中，切除范围包含腋窝淋巴结区域的手术，都有可能因为神经损伤或术后瘢痕，影响到患侧上肢的感觉和运动功能。手术过程中损伤的血管和淋巴管，如果严重影响了上肢的血液、淋巴液回流，还有可能导致术后上肢淋巴水肿，出现淋巴水肿之后，患肢就会出现酸胀、麻木、沉重、水肿、疼痛等不适，严重地影响患者的生活质量。此类手术主要有腋窝淋巴结清扫术（联合或不联合保乳手术或全乳切除手术）、腋窝前哨淋巴结活检术，以及背阔肌皮瓣转移成型术。

2. **腋窝淋巴结清扫手术以后上肢运动和感觉功能会受到影响吗**

因为腋窝淋巴结清扫手术需要清除患侧腋窝的脂肪、淋巴组织，而腋窝又是上肢运动感觉神经最集中的区域，因此术中神经损伤是难以避免的。以北京大学肿瘤医院乳腺癌预防治疗中心的数据为例，在术后上肢运动神经损伤并发症中，手臂活动受限和肩部活动受限的发生率大约为 10%~20%；手臂无力感发生率将近 40%。在术后上肢感觉神经损伤并发症中，疼痛、麻木、肿胀、紧绷、沉重、僵硬的感觉最为显著，发生率从 10%~50% 不等。

3. **腋窝淋巴结清扫手术以后出现上肢水肿的概率高吗**

评价术后上肢水肿，我们一般采取上肢周径测量双侧对比法。肢体周长的测量，一般选择骨突出点作为标记，上臂可在肩峰下方 15cm 平面测

量；前臂可以在鹰嘴下方 10cm 处测量。柳叶刀肿
瘤杂志发表的一项荟萃分析显示：多达 72 项包含
腋窝淋巴结清扫的研究中，腋窝清扫术后出现患
侧上肢淋巴水肿的概率为 6%~30%，平均概率约
为 16.6%。北京大学肿瘤医院乳腺癌预防治疗中心
的数据指出，腋窝清扫术后患侧上肢淋巴水肿的
概率约为 13%。淋巴水肿的高发区间为腋窝清扫
术后 1~2 年；3/4 的淋巴水肿都发生在术后 2 年以
内。上肢淋巴水肿不仅影响患肢的外观，使患肢
的活动受限，还可继发蜂窝织炎、淋巴管炎，严
重影响患者的生活与工作，增加了疾病负担。

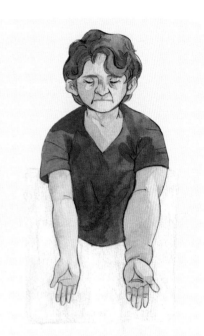

4. 腋窝淋巴结清扫手术后需要注意什么

腋窝淋巴结清扫术后需留置引流管，用以引流积血积液，一般 4~7 天拔
除引流管，7~10 天拆线。腋窝清扫手术短期的普通注意事项和其他手术
相同，除全麻手术后的注意事项外，还应避免牵拉、污染伤口，避免剧烈活动、
磕碰术区，敷料严禁沾水等。此手术的特殊注意事项有：患侧上肢肩关节制动，
避免过度外展。前臂和手可以正常活动，预防深静脉血栓发生。

术后远期的注意事项主要是为了预防并发症。因为像淋巴水肿这样的并发症
一旦出现，没有特效的治疗办法，所以预防就显得尤为重要。首先术后要注意抬
高患肢，进行一些患肢的活动，例如屈腕、屈肘、活动肩关节，进行向心性的按
摩，再有就是要加强对上肢的保护，减少长时间的下垂或者大幅度地甩手，以及
减少负重、抽血、量血压等来保护患侧上肢，降低上肢淋巴水肿的发生概率。另
外还需要避免患侧上肢受外伤、蚊虫叮咬等有可能继发感染的可能。如果发生了
上肢淋巴水肿，则需要到康复专科进行对症治疗和功能康复训练。上肢淋巴水肿
因为缺乏行之有效的治疗方法，预后大都不尽如人意。严重的淋巴水肿，会出现
"象皮肿"样皮肤变化，并伴有复发性淋巴管炎。淋巴管炎发作时，局部红肿、疼
痛，淋巴结肿大，有压痛，常伴有突发性寒战和高热，患侧上肢的感觉和运动都
会受到长时间的影响。淋巴水肿是严重影响患者身心健康的术后并发症，需要引
起重视。

5. 乳腺癌患者什么情况下，可以免除腋窝淋巴结清扫

乳腺癌患者在以下情况时，可以免除腋窝淋巴结清扫：①前哨淋巴结活检未见癌转移，或仅发现孤立肿瘤细胞，以及部分微转移患者；②确诊乳腺原位癌；③激素受体阳性、肿瘤不超过 5cm 的乳腺浸润性癌患者，前哨淋巴结转移数目小于等于 2 枚，且完成保留乳房手术，之后进行标准放射治疗者。

6. 什么是前哨淋巴结，为什么要做腋窝前哨淋巴结活检

前哨淋巴结是乳腺引流区域淋巴结中的特殊淋巴结，是乳腺癌发生淋巴结转移所必经的第一批淋巴结。前哨淋巴结理论上应该位于腋窝第一站，即胸小肌外缘外侧范围。但部分患者存在解剖变异，临床中可探测到的淋巴结偶尔会出现在第二级、第三级甚至胸肌间淋巴结，而且前哨淋巴结数目从 1 枚到多枚都有可能，中位数为 2 枚。前哨淋巴结位置越深、数量越多，手术耗时也越多。

腋窝前哨淋巴结活检手术应用示踪手段与探测技术方法，获取腋窝前哨淋巴结进行严格的病理学检查，目的是了解腋窝淋巴结是否存在癌转移。前哨淋巴结活检技术应用以前，由于不能在手术治疗前判断腋窝淋巴结是否存在癌转移，故而标准的乳腺癌手术要包含"腋窝淋巴结清扫"的内容，手术后部分患者会发生上肢淋巴水肿、上肢感觉与运动功能异常。对于腋窝淋巴结阴性的患者而言，腋窝淋巴结清扫的作用仅为证实淋巴结没有转移，代价是发生上肢功能障碍的风险。腋窝前哨淋巴结活检手术目前用于判断腋窝淋巴结状态，使腋窝淋巴结阴性的乳腺癌患者可以避免腋窝淋巴结清扫手术。与腋窝淋巴结清扫相比，前哨淋巴结活检大幅度减少了发生上肢功能障碍的风险。前哨淋巴结活检是目前国际上相关乳腺癌诊疗共识与诊疗指南中规定的腋窝淋巴结状态检查方法。

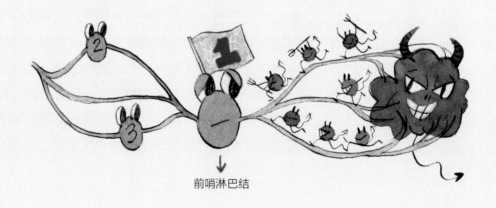

前哨淋巴结

7. 哪些乳腺癌患者适合进行前哨淋巴结活检，前哨淋巴结活检术的禁忌证有哪些

凡是未经病理证实同侧腋窝淋巴结转移的原发性乳腺癌患者，理论上都可以进行腋窝前哨淋巴结活检术，要求乳腺原发肿瘤不能侵犯皮肤、胸肌（非 T_4 期）。前哨淋巴结活检术的适应证和禁忌证随着技术手段的提高，会发生变化。目前前哨淋巴结活检术的禁忌证为：①炎性乳癌（患侧乳房呈弥漫性变硬、变大，皮肤红、肿、热、痛，水肿明显，发病呈爆发性，十分近似急性炎症，因而又称为癌型乳腺炎）或其他 T_4 期乳腺癌；②穿刺活检证实腋窝淋巴结转移；③妊娠期乳腺癌；④既往有腋窝手术史。

前哨淋巴结活检术在目前的乳腺癌诊疗指南中，是临床腋窝淋巴结阴性乳腺癌患者腋窝分期的金标准。它具有操作简单、安全、可信、很好的重复性、很高的预测值和很低的假阴性率等优点。随着对乳腺癌前哨淋巴结活检术研究的不断深入，越来越多的相对禁忌证已逐渐转化为适应证。主要有以下几项：①患者相关因素：患者的性别、年龄、肥胖不影响前哨淋巴结活检术的实施，但老年患者前哨淋巴结活检术的失败率较年轻患者增加，70 岁以上患者的失败率可达到 2.7%，老年患者可采用同位素联合染料法以提高成功率；肥胖患者，前哨淋巴结活检的失败率也会逐渐增加；②肿瘤相关因素：乳腺浸润性导管癌、浸润性小叶癌以及其他组织学亚型均可进行前哨淋巴结活检术；③多灶性和多中心乳腺癌曾被作为前哨淋巴结活检术的禁忌证，现在已被纳入适应证中；④手术类型：无论行保乳手术、乳房切除手术还是保留皮肤的乳房切除术，双侧或者单侧的乳房手术都可进行前哨淋巴结活检术。

8. 前哨淋巴结活检是根治性手术吗，用什么方法可以找到前哨淋巴结

前哨淋巴结活检手术最早应用于阴茎癌的前哨淋巴结检出，进而免除腹股沟淋巴结清扫。直到 1994 年，前哨淋巴结活检技术被首次应用于乳腺癌患者的诊治。前哨淋巴结活检一般可在局麻下操作，手术的目的是取出有代表意义的一部分淋巴结进行病理活检，进而代表该区域整体淋巴结的状态。因此前哨淋巴结活检术并不是根治性手术，而是一种检验性技术。

在整个前哨淋巴结活检的技术过程中，示踪剂是其中的关键环节，就如同战场上导弹制导才能精确打击一样。示踪剂的种类很多：有核素标记的化合物、蓝染料、吲哚菁绿、纳米碳、超顺磁性氧化铁颗粒等。每种示踪剂各有其特点。国

内许多乳腺癌外科习惯选择蓝染料作为示踪剂。蓝染料通过进入淋巴回流进入淋巴结，以此来达到对前哨淋巴结的显影作用。采用蓝染料作为前哨淋巴结活检示踪剂时，术者沿蓝染淋巴管寻找前哨淋巴结，由于显像过快，要求术者须在较短时间内定位并切取前哨淋巴结，否则蓝染料会造成次级淋巴结显像。另外由于术中需要充分暴露淋巴管以此来定位蓝染淋巴结，因此所致的创伤相对较大。值得注意的是，目前关于前哨淋巴结不同示踪剂的准确性、假阴性率及前哨淋巴结阴性免腋窝淋巴结清扫安全性的研究表明，核素联合蓝染料或单用核素法被证实安全可靠，目前尚无大宗资料证实单用蓝染料作为前哨淋巴结示踪剂的准确性、假阴性率和安全性。

^{99m}Tc 标记的药物（硫胶体、人血清白蛋白和淋巴细胞相关抗体）是临床中常用的核素示踪剂，一般在手术当日术前 3~6 小时或前一天术前 16 小时，在超声引导下注射示踪剂，目的是让药物充分通过淋巴引流，并标记到前哨淋巴结上。示踪剂注射部位选择肿瘤周围腺体，肿瘤表面皮内或皮下，乳晕区皮下。术前使用便携式 γ 射线探测仪寻找热点淋巴结，并于体表定位。手术为局麻下进行，切口位于腋窝，与皮纹平行 3~5cm。在 γ 探测仪引导下，寻找热点淋巴结并切除，直至射线计数低于最高计数的 1/10，总体手术时间在 30 分钟左右。

9. 什么情况下，前哨淋巴结会探测不到

正常情况下，在注射示踪剂一段时间内，通过核素淋巴结显像检查，都能发现患者腋窝部位出现放射性浓聚灶显像，这说明示踪剂已经顺利"驻扎"到了目标淋巴结上，进而可以通过 γ 射线探测仪寻找热点淋巴结，并顺利实施前哨淋巴结活检手术。但在实际临床工作中，大约有 2%~5% 的患者，会出现注射示踪剂后，核素淋巴结显像检查找不到放射性浓聚点，这种情况被称为"前哨淋巴结不显影"。在这种情况下，前哨淋巴结活检手术是无法正常进行的。那么患者的主治医师就要向患者和家属告知：在无法进行前哨淋巴结活检的情况下，是无法判断腋窝淋巴结是否出现癌细胞侵犯的。那么按照目前的诊疗指南，腋窝淋巴结清扫在所难免。

前哨淋巴结示踪剂不显影到底是什么原因造成的呢？首先，可能是示踪剂本身的问题。因为核素法的原理是 ^{99m}Tc 可释放具有高穿透力的 γ 射线，所释放的 γ 射线不但可以通过专门的 γ 射线探测仪和 SPECT-CT（一种核素显像检查的方法）所探测到，并且 γ 射线具有很强的穿透性，这是 ^{99m}Tc 化合物在进入人体后，

可在表浅组织被探测到的物理基础。同时，^{99m}Tc 需要与特定的化合物相结合，从而可以通过淋巴引流被运送至淋巴结。所以，临床上将一些大小合适的化合物颗粒以 ^{99m}Tc 标记，从而达到对前哨淋巴结显影的目的。所用的化合物大小一般在 100~200nm 之间，这主要是因为这些化合物在可以有效地进入淋巴引流的同时，不至于过早地进入下一站淋巴结，大大增加了手术的时间窗口。^{99m}Tc- 利妥昔单抗是北京大学肿瘤医院研制的特异性核素示踪剂，并申请了技术专利。利妥昔单抗本身为大分子物质，其特点是在淋巴结滞留时间较其他药物更长，在注射 10 分钟后即可在淋巴结被探测到，更重要的是，在注射长达 16 小时后，仍只在前哨淋巴结内被探测到，并不会出现在下一站淋巴结。因此，利妥昔单抗不仅能够通过特异性与淋巴结中 B 淋巴细胞结合而标记前哨淋巴结，并且可以延长前哨淋巴结的手术时间窗。在这些理论转化为实际操作过程中的任意环节，都有可能出现漏洞，导致 ^{99m}Tc 和利妥昔单抗未发生有效结合，出现"乘客未上车，而车已开走"的尴尬情况。这种客观技术失误是可以在给患者注射示踪剂前发现的。还有一些原因，就跟患者自身有关了，比如：原发肿瘤已被切除、肥胖、高龄、先天性淋巴管闭锁等。这些因素都有可能影响示踪剂在淋巴引流通路中的转运，进而造成显影信号弱，甚至不显影的情况。

10. 前哨淋巴结活检和腋窝淋巴结清扫手术对上肢功能影响有什么差异

大量研究表明，前哨淋巴结活检手术和腋窝淋巴结清扫手术，对上肢的运动、感觉损伤，以及上肢淋巴水肿的发生率都有明显的差异。其中术后两年内，腋窝淋巴结清扫患者比仅行前哨淋巴结活检而免腋清扫的患者，上肢淋巴水肿的发生率增加了至少两倍。术后半年内上肢麻木感的发生率，腋窝淋巴结清扫比免清扫患者增加了三倍。同时，腋窝淋巴结清扫患者更容易发生乳腺症状、工作受限以及生活质量下降。

11. 前哨淋巴结活检术后需要注意什么

前哨淋巴结活检术为局麻手术，不留置引流管，术后 7 天拆线。普通注意事项和其他手术相同，除局麻手术后的注意事项外，还应避免牵拉、污染伤口，避免剧烈活动、磕碰术区，敷料严禁沾水等。此手术的特殊注意事项主要为注射同位素示踪剂后的处理原则，多饮水可以促进同位素示踪剂的排出，排泄物需在指定卫生间排放。手术当日尽量远离容易受辐射的人群，如孕妇，小儿，以免对他们的身体造成伤害。由于术前示踪剂所注射的同位素剂量非常小，理论上不需要进行额外防护措施。

12. 前哨淋巴结活检阴性患者，免除腋窝淋巴结清扫的安全性如何

北京大学肿瘤医院乳腺癌预防治疗中心的统计数据显示：从2005年6月至2010年6月的5年间，一共3 700例乳腺癌患者进行了腋窝区域的手术。其中前哨淋巴结活检阴性免除腋窝淋巴结清扫的患者1 807例，对这些患者进行跟踪随访，中位随访时间36个月。免清扫的患者腋窝复发率仅为0.7%。同时期的国外研究资料显示，前哨淋巴结活检术后免清扫患者的腋窝局部复发率为0.3%~1.2%。这个复发比例是临床可以接受的，因此我们说前哨淋巴结活检阴性患者，免除腋窝淋巴结清扫是安全可靠的。

13. 前哨淋巴结活检阳性患者，必须要进行腋窝淋巴结清扫吗

前哨阴性可以免除腋清扫，前哨阳性就一定要腋清扫吗？有很多观察性研究指出：对于肿瘤负荷比较小的早期患者，前哨淋巴结转移之后清扫了腋窝淋巴结，并未发现其余淋巴结出现转移，而额外的清扫并不能带来生存上的获益。因此有很多研究希望进一步扩大免除腋清扫的适应证。目前对于前哨淋巴结病理证实存在孤立肿瘤细胞、微转移，甚至1~2枚宏转移的情况，在同时满足一些限定条件的前提之下（比如原发肿瘤小于5cm，免疫组化激素受体阳性，保留乳房手术后要进行全乳放疗的患者等），免除腋窝淋巴结清扫也被证实是安全可行的。

14. 新辅助化疗后的患者能做前哨淋巴结活检吗

过去学者普遍认为，化疗可能改变淋巴引流通路，进而影响前哨淋巴结示踪标记的准确性，增加活检假阴性率。另外也有很多学者担心阳性淋巴结在化疗后转阴，免除腋窝淋巴结清扫对这类患者安全性存疑。但随着众多研究数据的发表，这些顾虑也逐渐消散。目前对新辅助化疗后进行前哨淋巴结活检的指南为，在满足化疗前腋窝淋巴结临床阴性（影像学、病理学）的前提下，新辅助化疗过程中疾病未出现进展，则在化疗后进行前哨淋巴结活检是安全可靠的，总体假阴性率约为6%。北京大学肿瘤医院乳腺癌预防治疗中心的数

据显示：新辅助化疗后行前哨淋巴结活检，对比新辅助化疗前做前哨淋巴结活检，成功率相似，淋巴结阳性率的绝对值降低了 18%，进而使 10% 的患者免除了腋窝淋巴结清扫。我们对这些在化疗后做前哨淋巴结活检的患者进行中位 4 年的随访，未出现腋窝局部复发事件。

对于初始淋巴结阳性，在新辅助化疗之后，腋窝淋巴结好转的患者，可以考虑行腋窝前哨淋巴结活检。但需同时满足以下条件，以降低假阴性率：①双示踪剂联合显像；②取出淋巴结超过 2 枚；③使用钛夹标记肿大淋巴结，在前哨活检手术中一并取出。目前这类患者的淋巴结活检的安全性尚未证实，仍在进行相关的研究。

15. 背阔肌肌皮瓣转移成型术对上肢功能有什么影响，有没有替代的方法

随着医疗水平的进步，人们生活水平的提高，乳腺癌患者在寻求最佳疗效的同时，也对外观有着更高的要求。但是许多有强烈保留乳房外形意愿的乳腺癌患者，术中由于肿瘤较大、弥漫性钙化、多中心病灶或术中连续切缘阳性等原因，必须扩大切除乳腺腺体，最终通过"供体"填充乳腺缺损的方法重建手术，以达到维持乳房正常外形的目的。背阔肌肌皮瓣是许多外科医生首选的"供体"，1912年意大利人首次将背阔肌肌皮瓣用在了乳腺癌根治切除术后的胸壁缺损修补。因为这个皮瓣能提供的组织量比较大，并且供养血管位置恒定、血管蒂较长，供血充足，切口相对隐蔽，之后的 100 多年越来越多的整形外科医生开始关注这个皮瓣的应用。但是背阔肌肌皮瓣最大的问题就是功能性肌肉受到破坏，手术并发症较多。最常见的血清肿发生率文献中大约在 23%~80% 之间，严重的肩关节畸形在术后中远期发生率在 10%~20%，许多患者因此丧失了患侧上肢的劳动能力。

北京大学肿瘤医院乳腺癌预防治疗中心从 2013 年开始应用"胸背动脉穿支组织瓣"代替"背阔肌肌皮瓣"，总共完成保留乳房手术联合胸背动脉穿支组织瓣Ⅰ期乳房成型术 50 例，中位随访 3 年，无同侧乳房局部复发及远处转移。全部病例无皮瓣坏死、供区血清肿、严重的肩关节畸形以及放疗后挛缩等并发症发生。虽然手术难度有所增加，"供体"组织量较少，只能作为部分乳房切除后的填充，但是手术总体创伤减小，并发症大大减少。

（汪星）

十二、乳腺癌的化疗很可怕吗

1. 什么是化疗

化疗（chemotherapy）是使用细胞毒药物杀死快速增殖的肿瘤细胞，从而治疗癌症的一种方法。癌细胞通常表现为快速的分裂、增殖。化疗的作用机制恰好是阻止或减缓癌细胞的生长。化疗既用于治疗癌症，即减少复发的机会，阻止或减缓肿瘤的生长，也用于减轻疼痛等癌症症状。化疗已经应用于治疗多种不同种类的癌症。对某些患者来说，化疗可能是唯一的治疗方法。但更常见的情况是，患者会接受化疗，也接受其他癌症治疗。治疗类型取决于所患癌症的类型、分期，以及患者是否合并有其他的健康问题。

2. 乳腺癌化疗的演变

100多年前，外科技术进步开创并引领了现代乳腺癌治疗。外科手术治疗强调完整切除肿瘤。然而，很多所谓的局限期甚至早期乳腺癌的患者，尽管做了根治性手术，却仍发生复发或转移，并最终死于乳腺癌。1958—1961年，美国国家乳腺和肠道外科辅助治疗项目（National Surgical Adjuvant Breast and Bowel Project，NSABP）开始了第一个乳腺癌辅助化疗的临床试验（NSABP B-01），结果显示术后塞替派（thiotepa）单药治疗能显著提高绝经前女性的5年总生存率。该试验首次证明了全身辅助化疗的有效性。随后的研究又分别确立了蒽环类药物和紫杉类药物的地位。2005年，早期乳腺癌试验人员协作组（Early Breast Cancer Trialists' Collaborative Group，EBCTCG）的荟萃分析显示化疗可降低乳腺癌复发和死亡。2012年，该协作组在一篇比较不同化疗方案治疗早期乳腺癌的荟萃分析文章中指出，如果在蒽环类方案化疗结束后加用紫杉类药物，能够降低乳腺癌死亡率14%；4个疗程AC方案与6个疗程CMF方案是等效的；蒽环类药物累积剂量超过标准4个疗程AC的方案（如CAF和CEF方案）优于CMF方案，死亡率降低约22%；紫杉类药物的疗效与患者年龄、淋巴结状态、肿瘤大小、分化程度、雌激素受体状态、他莫昔芬的使用等均无关；含紫杉类和蒽环类的方案与超过标准4个疗程AC的蒽环类方案可降低早期乳腺癌死亡率1/3，与患者年龄（直到至少 70 岁）和肿瘤临床病理特征无关。

3. 化疗的意义

人们对于乳腺癌的认知是不断演进的。最开始，大家把它当成一种局部疾病对待，在治疗上追求极限地切净肿瘤，为此不惜切掉患者的胸廓组织（肌肉和骨骼），即便肿瘤并未侵犯这些结构，以达到防止肿瘤复发转移的目的。然而现实是残酷的，这种手术只能治愈大约 1/3 的患者。后来，一些学者认识到乳腺癌与卵巢存在某种神秘的联系，通过切除患者的卵巢居然可以治愈一部分已经发生远处转移的晚期患者，沿着这条线索逐渐发展出内分泌治疗的庞大门类。再后来，研究者们纷纷发现全身化疗不但能抑制局部肿瘤复发，还能降低乳腺癌的远处转移和死亡风险。最近 20 余年，通过对乳腺癌家族聚集性规律的研究，人们认识到，存在相当一部分乳腺癌患者，其肿瘤的发生与特定的遗传性基因突变有关。现在，乳腺癌作为一种全身性疾病的概念已经深入人心。

乳腺癌作为一种全身性疾病，主流的治疗方法是综合治疗，即局部手术、放射治疗、热疗、冷冻疗法，联合全身的化疗、内分泌治疗、分子靶向治疗，甚至正在研究中的免疫疗法。医生通过一定条件的筛选，针对特定的患者群体采取特定治疗方法组合成的综合治疗，以达到最佳疗效，同时避免不必要的损害。

化疗作为全身治疗方法中最重要的"利器"，在一些特定类型的乳腺癌治疗中的地位目前仍旧是无可取代的。比如"三阴性"乳腺癌，它的特点是缺乏内分泌治疗和分子靶向治疗的作用靶点，而且普遍恶性程度高、易复发转移，往往预后较差，化疗对这样的患者可能就是仅有的救命稻草。HER2 过表达的乳腺癌，恶性程度高，肿瘤进展快，易复发转移，且更容易发生致死性的内脏转移和脑转移，在抗 HER2 治疗药物出现之前，它是真正的"死神"。化疗虽然也算一员悍将，但也时不时战不过几个回合就败下阵来。而随着分子靶向治疗药物（曲妥珠单抗、帕妥珠单抗、拉帕替尼等）的相继问世，化疗有了得力的助手，终于打破僵局。在局部晚期乳腺癌（肿瘤较大、侵犯皮肤肌肉等周围结构、淋巴结转移数量较多）、晚期乳腺癌（发生同侧乳房及淋巴引流区以外部位的转移）的治疗中，化疗往往也是不可缺少的组成部分。

但也应该看到，化疗并不是万能的，也并非不可缺少。化疗期间肿瘤进展并非罕见情况，所以我们需要在新辅助治疗中监测肿瘤的变化。对于雌孕激素高比例表达的早期低风险乳腺癌患者，内分泌治疗已经足够，加用化疗并不能进一步提高疗效。一些研究发现对 HER2 过表达的早期乳腺癌免除化疗，仅采用双靶治疗（联合使用两种分子靶向药物），也能取得不错的疗效。随着乳腺癌机制研究和药物研发的进一步深入，可能某些亚型的乳腺癌会不再需要化疗，而某些亚型能获得疗效更好、更安全的化疗药物。

4. 什么时候做化疗

当与其他治疗方法结合时，化疗可以在不同的情况下发挥作用。化疗可以在手术前使肿瘤变小，这称为新辅助化疗（neoadjuvant chemotherapy）；摧毁在手术后可能残留的癌细胞，这称为辅助化疗（adjuvant chemotherapy）；杀死复发或转移到身体其他部位的癌细胞，这叫解救治疗。

如果肿瘤大，不利于保乳手术成功，或者局部分期晚，侵犯周围结构，手术切净有困难，可选择新辅助化疗，使肿瘤缩小以利于保乳手术实施，或使肿瘤与重要结构的粘连松解开以利于手术切净。新发乳腺癌，如果先做了手术治疗，但术后病理结果提示存在复发、转移的风险因素，需要采取术后化疗降低风险，即辅助化疗。

5. 化疗的给药途径

乳腺癌化疗的给药途径通常为口服和静脉输液，静脉输液又分为经外周静脉输液和经中心静脉输液。外周静脉输化疗药通常选取上肢浅表静脉穿刺放置静脉留置针（vein detained needle，VDN）。中心静脉输化疗药则有不同的入路选择，如经外周静脉穿刺中心静脉置管（peripherally inserted central catheter，PICC）、中心静脉导管（central venous catheter，CVC）、输液港（implantable venous access port，IVAP）等。

VDN 即通过套管针穿刺，进入目标血管后，撤出硬质针芯，将软针部分留在血管内。

PICC 一般选取肘正中静脉穿刺后，置入一根较长的导管深入到上腔静脉内。CVC 与此类似，只是选取的穿刺血管通常为颈内静脉或锁骨下静脉，所用的导管较 PICC 稍短。这两种方式，导管的末端都位于体外，需要定期维护穿刺处的皮肤，防止发生感染。当需要输液时，可从体外连接输液管道。

IVAP 与前两者类似之处是也需置入导管，但最大的不同之处在于，导管的末端是一个可反复穿刺的半球形装置。将该装置固定于皮下，表面有皮肤包被与外界隔绝。输液时需使用特殊的无损伤针经皮穿刺扎入输液港。

不同的给药途径各有其优缺点。VDN 的优点是便宜、简便、高效、创伤小，血栓及感染发生风险小；缺点是浅静脉不适合长期化疗，可发生血肿、化疗药物相关的组织坏死、静脉炎等。PICC、CVC 和 IVAP 的优缺点大致来说和 VDN 相反。具体选用哪一种方式，取决于化疗药物特性（渗透压、刺激性等）、输液频次、患者的血管耐受性和其他身体因素，并非越昂贵、越复杂的方法就越好。

6. 乳腺癌怎么化疗

对于一个典型的准备做新辅助化疗的新发乳腺癌患者，化疗之前先完善各项关于肿瘤和身体状态的化验检查，即所谓的基线检查，确定肿瘤的分期、分型，了解重要的血液学和生化、心脏功能等指标，讨论并制订针对性的化疗方案，签署知情同意书，对肿瘤范围进行超声体表投影范围定位和标记，用文身的方法固定，然后就可以开始化疗了。有些方案需要在化疗前一晚开始口服地塞米松等药物进行预处理，而有的则需要在化疗当天开始用药前口服预防性止吐药物。之后就是化疗药物输注。这种过程视具体方案不同，可能每周、每 2 周或每 3 周进行 1 次。多数化疗方案每 3 周为 1 轮，进行 6~8 轮化疗结束。对于剂量密集型化疗方案，一般每 2 周为 1 轮。部分方案化疗过程中要预防性注射升白针。化疗中途可能按计划换用第 2 个方案，这叫序贯化疗。每 2 轮化疗需要进行肿瘤的超声检查，评估化疗效果。如果化疗中发生严重不良反应，可能推迟化疗，甚至终止化疗。

辅助化疗一般计划为 4~8 轮，过程基本上与新辅助化疗相同。不同之处在于，辅助化疗中不需要做疗效评估。

对于晚期乳腺癌的化疗，一般使用的是 2 线、3 线、甚至是 4 线方案，治疗原则与早期癌不同，往往不限定化疗轮数，只要有效果，并且身体能耐受，可以一直化疗。对于需要长期化疗的患者，可采用所谓的"节拍化疗"。

7. 为什么化疗过程中要化验检查

有患者觉得自己身体好，没有任何不舒服，化疗过程中反复抽血、反复做检查，既麻烦又没有必要。是不是这样呢？当然不是。

化疗是一种对身体有一定伤害、需要反复进行且持续时间较长的治疗方法。化疗药物除了杀肿瘤细胞，也会破坏正常身体细胞，甚至导致功能损伤。有些功能受损在早期或较轻微的时候并不表现出主观不适。如果不进行及时的化验检查，很可能漏掉重要信息，导致不能及时发现重要脏器功能受损，等到患者有主观症状时检查，很可能已经产生严重甚至不可逆转的不良后果。所以，为了保障化疗期间的安全，患者一定要遵从医嘱，进行及时和必要的化验检查，全面了解骨髓、肝脏、肾脏、心脏等器官的功能情况。

我们需要清楚，目前没有任何化疗方案可以确保一定有效。在新辅助化疗中，肿瘤继续长大甚至发生转移的情况也并非罕见。所以，对于术前化疗中的患者来说，每2轮做1次肿瘤的影像学检查（超声、磁共振等）是必要的。这有助于医生及时发现治疗无效的病例，并及时采取补救性的措施（更换方案或提前手术），以免延误病情。

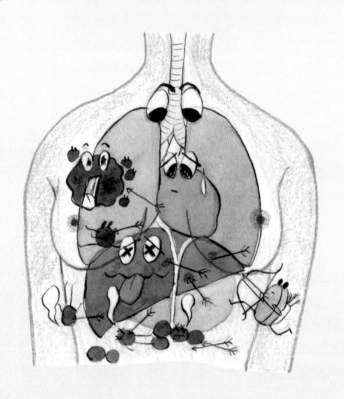

8. 化疗常见哪些不良反应

所有的治疗方法都有不良反应，化疗当然也不例外。不过，化疗药物因其喜欢杀伤活跃细胞的特性，在不良反应的表现上也有它的特点。

经过长期进化，人类和许多动物一样，当有毒有害的物质进入体内，会刺激呕吐中枢，刺激胃肠道，通过呕吐动作将有害物质排出体外。呕吐是化疗常见的不良反应，也是大众对化疗的固有印象之一，甚至是部分患者宁死也不化疗的症结所在。大众对于化疗的另一个固有印象是脱发，大量的影视作品、社会新闻已经对此反复强化了。以上两种不良反应一般不会致人于危险境地。但有些不良反应是关乎生命安全的，大众却鲜有认知，例如中性粒细胞减少，血小板减少，心、肝、肾功能损伤。紫杉醇是乳腺癌常用的化疗药物，易引起外周神经损伤，表现为手指、脚趾麻木，严重时出现下肢无力、行走困难。化疗药物会抑制生殖系统，引起女性闭经。除此之外还有一些非特异性的、只要生病都容易感觉到的身体异常，例如疲劳、乏力、肌肉酸痛、食欲下降、盗汗、精神恍惚等，也都可以算到化疗的不良反应当中。

9. 怎么处理中性粒细胞减少

中性粒细胞是人体内对付致病细菌的主力军，占血液中白细胞数量的大头。中性粒细胞由骨髓干细胞分裂增殖产生，它的特点是生产快、数量多，但消耗也快，正常情况下不到 1 周就要死掉一半。骨髓细胞分裂增殖旺盛，是化疗喜欢"作弄"的对象。化疗药物抑制骨髓功能，也就是切断了中性粒细胞的补充。所以化疗之后 1 周，原有的"军队"已经消耗大半，而新的"兵员"又不见补充，结果就是中性粒细胞的数量不足。身体暴露在致病性细菌的环境当中，很容易发生系统性、致命性的感染。

医生对于中性粒细胞减少是极为重视的。我们要求患者在化疗过程中指定的日期查血常规，以便及时发现中性粒细胞减少。对于发生中性粒细胞减少风险高的化疗方案（例如剂量密集型蒽环类方案），则会在化疗间期进行药物预防性升白，通常使用的是重组人粒细胞集落刺激因子。目前的剂型选项有两种，即长效升白和短效升白，两者均可。

中性粒细胞减少可导致乏力等不适。多数人在中性粒细胞减少时没有特殊不适，往往容易忽视医嘱，不按要求进行血液化验，贻误病情。如果患者出现发热、腹泻等症状，往往提示中性粒细胞减少合并感染，需要紧急联系治疗团队，必要时就近急诊就诊，完善血常规、感染指标化验，进行升白细胞、抗感染治疗。

只要遵医嘱做事，3、4 度中性粒细胞减少（即需要干预的严重不良反应）的发生概率并不高，通常也不会导致严重后果。

10. 贫血的处理

贫血的本质是有功能的血红蛋白不够了。血红蛋白大量存在于红细胞中，它的主要功能是将氧分子携带到全身的细胞以产生能量。当贫血发生时，可能是血红蛋白的量足够，但功能不正常，例如地中海贫血；可能是每个红细胞携带的血红蛋白太少，例如缺铁性贫血；也可能每个红细胞携带的血红蛋白是足够的，红细胞数量不足，例如急性大出血。那么化疗引起的贫血是什么样的呢？

化疗药物影响骨髓增殖，抑制红细胞的产生，会引起贫血。这种贫血的特点是红细胞数量减少，但是单个红细胞中的血红蛋白量正常甚至超出正常。贫血最常见的症状是疲劳和活动后心悸。如果患者有贫血引起的疲劳，可采取以下措施：节省精力，寻求帮助，平衡休息与活动，避免剧烈活动，保证营养和热量的摄入，补充蛋白质和铁元素。

通常红细胞的寿命较长，超过 100 天，所以化疗导致贫血虽然常见却一般都不严重，无需特殊治疗。对于 3、4 度的贫血，可以注射促红细胞生成素治疗，治疗期间注意防止静脉血栓性疾病。若药物治疗效果不好，应停止化疗，必要时输血治疗。

11. 化疗后老是出血和淤青是怎么回事

人体内有一套精巧的出凝血机制，其中最重要的是凝血因子和血小板。血小板由骨髓中的巨核细胞分化而来，主要功能是使血液凝结和止血。化疗药物可导致骨髓产生血小板的能力下降，引起血液中的血小板不足，导致凝血功能障碍，表现为牙龈出血、皮肤淤青等。更严重的可出现出血长时间不止，口腔、鼻腔出血或呕吐时出血，非月经期阴道出血，尿液呈洗肉水样，黑便或鲜血便，经期延长或量多，甚至出现头部或视觉的变化，如严重头痛、视力改变。如果出现以上情形，请紧急联系医生或急诊就诊。

化疗中应定期抽血化验，如果血小板计数低于一定的数值，医生会要求推迟化疗，给予患者升血小板治疗，并要求患者密切观察出血现象和防止各种可能导致严重出血的情况，例如磕碰、摔倒、刺激消化道黏膜等。

12. 害怕恶心呕吐，不敢化疗

恶心呕吐的体验大家平常都有过，这种感觉不好受，相信没有人会喜欢。呕吐是化疗的常见不良反应之一。化疗呕吐可以分为预期性呕吐、急性呕吐、延迟性呕吐。剧烈的呕吐除了让人极度不适之外，也可引起其他问题，例如体力消耗、水电解质紊乱、黏膜撕裂出血、营养不良，进而影响乳腺癌的治疗。控制好恶心呕吐，不但能使患者感觉良好，也能防止出现上述严重问题，从而有利于乳腺癌治疗。

在任何时候，都不要去联想和回顾任何会导致恶心呕吐的事物、经历、气味和场景。对于中度以上致吐风险的化疗方案，应遵从医嘱预防性使用止吐药；即便在之前的化疗中未发生恶心呕吐，也应继续预防性使用止吐药。在输注化疗药之前，护士会通过输液器用一些静脉止吐药。输液结束后，应继续口服止吐药物2~3天。对于延迟性呕吐，请联系医生进行解救治疗。在止吐治疗的同时，患者也要争取自己多喝水。

总体而言，随着医务人员对于恶心呕吐认识的提高，随着医学的进步，化疗药的不良反应会越来越轻，止吐药的效能越来越强，不可控的严重恶心呕吐的情况已经不多见了，切莫因噎废食。

13. 食欲减退怎么处理

化疗本身就会导致患者食欲减退。患者会觉得食物的味道和气味不如以往。化疗的不良反应，如口咽喉问题，或恶心呕吐也会让人很难吃东西。另外，癌症相关疲劳也能降低患者的食欲。

如果正面临食欲减退的问题，不妨尝试从这些方面入手：

（1）多喝水：大量喝水是很重要的，特别是当患者没有胃口的时候。脱水很危险。如果患者没有喝够水，可能会变得虚弱或头晕。

（2）选择健康和高营养的食物：即使不饿，也多少吃一点。如果每次吃不太多，那么少量多餐也是好的。要保障蛋白质和热量的充足摄取。

（3）多活动：适量体力活动可以增进食欲。即便只是每天散步，食欲可能也会增加。

14. 便秘和腹泻怎么处理

化疗可导致肠道功能紊乱，表现为腹泻、便秘或腹泻便秘交替发生。

便秘的原因通常是液体摄入不足或者活动量太少。便秘可导致肛肠系统的一些疾病，例如出血、撕裂等，应该予以重视。补充足够的水分，增加活动量，将有助于缓解便秘症状。进食富含膳食纤维的食物，改善大便性状，也是常用的有效方法。如果症状不缓解，应及时咨询医生进行药物治疗。

而在某些情况下，腹泻对化疗患者来说是一种危险性更高的症状。腹泻既可以表现为大便次数增多，也可以是某次大便中液体成分变多。不论是上述哪种情况，都应该认真对待。急性腹泻可导致脱水、电解质紊乱、少尿，进而危及生命。当发生腹泻时，请联系医生，或就近医院肠道门诊就诊。

15. 口咽喉问题怎么处理

化疗可损伤嘴唇、口腔、咽喉、味蕾细胞，导致口腔黏膜炎、吞咽困难、食物味道改变。口咽部剧烈的疼痛使得患者连张下嘴这么轻微的动作都会痛不欲生。继发的黏膜感染往往使情况进一步恶化。这种情况下患者进食也将变成一大考验。

为避免出现上述情况，建议在化疗前进行全面的口腔检查，处理已有的黏膜感染、龋齿等问题。化疗中避免进食高温、辛辣、刺激性食物，吃软食、凉食。加倍注意口腔的清洁卫生，餐后使用温和的漱口水漱口。使用润唇膏。

一旦出现了口咽喉问题，则要积极处理，避免问题扩大化和加重。

16. 脱发怎么处理

大多数乳腺癌化疗药物会导致患者的头发和身体其他部位的毛发脱落。所以在整个化疗过程中，脱发几乎是不可避免的问题。这些脱落的毛发在化疗结束后2~3个月通常会再长出来，而且会长得不错。

从生物学角度来说，没有头发并不带来严重影响。患者对脱发这件事的介意完全是社会心理因素。如果一件不好的事已经无可避免，请先试着接受它。主动些的做法是，在大量脱发开始之前剪短头发，一方面来说，短头发更易于打理，另一方面也使得自己外形的变化不会显得那么突兀。再之后还可以佩戴假发或者个性化的头巾等饰品。

17. 皮肤和指（趾）甲变化怎么处理

化疗可导致皮肤干燥、瘙痒、色素沉着、毛囊炎，可引起指（趾）甲色素沉着、甲沟炎，指纹消失。这些皮肤和指（趾）甲的变化基本上是可逆的，在化疗结束后将很快恢复。真正需要注意的是，在化疗期间妥善处理好相关的问题，避免更大的损害。

使用温和的肥皂清洁身体，不要使用新的和刺激性的护肤品。使用润肤乳保持皮肤湿润，避免干燥，尤其是冬天的北方地区。使用防晒霜和防晒唇膏，户外穿宽松的长袖衣服、裤子，戴宽边帽子，避免阳光直接晒到皮肤。避免使用含酒精成分的皮肤清洁产品。用温水洗澡，不要用热水洗澡。

保持指（趾）甲清洁，剪短，避免折断、撕裂，不要过度修剪指（趾）甲，劳动时戴上手套保护双手和指甲，不穿过紧的鞋和高跟鞋。如果已经发生甲沟炎，应联系医生，使用药物治疗。

18. 周围神经病变怎么处理

化疗可以导致周围神经病变，乳腺癌化疗中相关性最高的药物是紫杉醇。感觉神经、运动神经、自主神经均可被累及。最早发生病变的通常是感觉神经，表现为手脚的刺痛、麻木、针刺感，可蔓延到腿和手臂，对温度和疼痛的感觉迟钝，甚至全无感觉。运动神经损伤可表现为肌无力或疼痛、易失去平衡或绊倒、行走困难、扣扣子或开罐子等精细动作障碍。损伤自主神经导致：消化变化，如便秘或腹泻；低血压引起的头晕或晕眩感；性问题；出汗问题（出汗过多或出汗太少）；排尿问题，如尿失禁或排尿困难。

发生周围神经病变的患者，自己要多加小心，家人要加强照顾。首先是防止跌倒，要穿结实的鞋，鞋底要柔软，坐起和下床时动作要轻柔。其次是在厨房和淋浴时要格外小心，在使用刀子或锋利的物品时要小心，用热水时请人检查水温，以免烫伤。再次是保护手脚，每天检查手臂、腿和脚是否有划伤，当天气冷的时候，穿衣保暖，防止冻伤手脚。必要时停止化疗，神经内科就诊。

19. 化疗影响生育功能吗

随着乳腺癌发病年轻化，越来越多的患者在化疗时还有生育要求，她们会问相同的问题：化疗影响生育吗？要不要用卵巢保护药？要不要冷冻卵子？

化疗影响生育功能。化疗（特别是烷基化剂）会影响卵巢，使它们停止释放雌激素，这称为原发性卵巢功能不全（POI）。有时POI是暂时的，生育能力能恢复；有时候，是永久的，生育能力将不会恢复。化疗还可以降低卵巢中健康卵子的数量。化疗时年龄越趋近于自然绝经的年龄，发生不孕的风险越高。

要打赢这场"卵巢保卫战"，或者说"生育保卫战"，我们能做什么呢？

（1）卵子冷冻：是将卵子从卵巢中取出后进行冷冻保存。过后，将卵子解冻，在实验室里受精，培育成胚胎，然后植入子宫，发育成胎儿。

（2）胚胎冷冻：是将卵子从卵巢中取出，然后在实验室受精，形成胚胎，再将胚胎冷冻以备将来使用。

（3）卵巢组织冷冻：手术切除部分或全部卵巢，然后冷冻卵巢。过后，将这些组织解冻，并被放回体内。

（4）促性腺激素释放激素激动剂（GnRHa）：能使卵巢停止分泌雌激素，可能具有卵巢保护作用。但其有效性尚待研究证实。

有生育需求的患者，最好到辅助生殖门诊咨询后再决定选用哪种方案。

20. "化疗脑"怎么处理

化疗会导致思考能力、注意力、记忆力下降，又被称为"化疗脑"。如何应对这种情况呢？

做好每天计划。在感觉最好的时候，做一些最需要集中注意力的事情。晚上保证充足的睡眠。每天过得有规律。

锻炼身心。锻炼可以减轻压力，保持警觉。运动使大脑释放内啡肽，它能给人幸福感。一些轻松的体育锻炼可能有帮助。诸如拼图、棋类的智力游戏，对有些人也有效果。

想办法记住一些事情。列个重要信息的清单。使用手机等电子设备来帮助记住重要的活动。

如果情况恶化，建议寻求神经心理专业帮助。

21. 心脏毒性怎么处理

长久以来，人们普遍认可蒽环类药物是乳腺癌化疗方案的基石，它对乳腺癌治疗的贡献是巨大的。但同时，它又因其心脏毒性而饱受诟病，很多医生想方设法要将它从乳腺癌的一线化疗方案中除名。

含蒽环类方案化疗后的头几年，心脏超声发现超过一半的患者发生左心室结构和功能亚临床变化，比如后负荷增加或收缩能力下降。蒽环类药物的心脏毒性与其累积剂量呈正相关。多柔比星和表柔比星的累积剂量为 $400mg/m^2$ 和 $920mg/m^2$，充血性心力衰竭的发生率达到 5%。有研究显示蒽环类药物对心脏的器质性损害从使用开始就出现，而且是不可逆的。现在认为每例患者多柔比星和表柔比星的累积剂量不宜超过 $360mg/m^2$ 和 $720mg/m^2$。其他乳腺癌常用化疗药不会加重蒽环类的心脏毒性。

实际应用中，患者的累积剂量远低于安全剂量上限，充血性心力衰竭的发生率是极低的。不过，患者出现活动能力下降、胸闷、憋气、心慌、心悸等症状时，必须与医生联系，以便进行全面的心脏评估。

22. 肝脏毒性怎么处理

化疗导致的药物性肝损伤是乳腺癌化疗推迟的常见原因。为保证安全，每次化疗前要化验转氨酶指标。转氨酶正常情况下存在于肝细胞内，当肝细胞被破坏，细胞膜破损，转氨酶就会被释放到血液中。血液中转氨酶的浓度如果太高，就说明有大量的肝细胞被破坏。此时应该推迟化疗，让肝脏休息，并使用保肝药物治疗。待转氨酶指标恢复正常后再继续治疗。

一般情况下的肝功能损伤都不太严重。但是，如果患者是乙型病毒性肝炎病原体携带者，化疗可能抑制患者的免疫力，导致病毒大量复制，诱发急性病毒性肝炎。所以对于患有乙肝的乳腺癌患者，化疗前应充分评估肝功能、病毒活动度，必要时加用抗病毒治疗。

23. 肾脏毒性怎么处理

铂类药物有较强的肾脏毒性。使用含铂类药物的方案化疗时要注意患者的肾功能情况。如果患者的基础肾功能水平异常，要尽量避免使用铂类药物。使用顺铂化疗时，要充分水化（就是给患者大量输液，至少3 000ml）。使用卡铂化疗时，要认真根据公式计算药量，切勿过量。

化疗前化验肾功能指标，发现严重的肾功能指标异常，应推迟化疗，患者到肾内科就诊。

24. 化疗不良反应这么多，我能承受吗

很多患者和家属，一听说化疗的各种不良反应，就变得紧张而脆弱，担心自己承受不来该怎么办。其实这种担心大可不必。化疗的不良反应常见，但是带来后果的严重不良反应发生的并不多。为了保证患者治疗中的安全，医生和护士也做了很多工作，只是外行可能感受不到。化疗前对患者的体力情况要做评估，化验检查的项目涵盖了骨髓功能、心肝肾功能，安全相关的项目没有遗漏。化疗过程中这些项目也在反复核查，如果发现异常，医生比患者还要紧张，为的就是保障患者安全的万无一失。所以，如果病情需要化疗，医生也建议化疗，就请安心地接受化疗，有很多人在为您保驾护航。

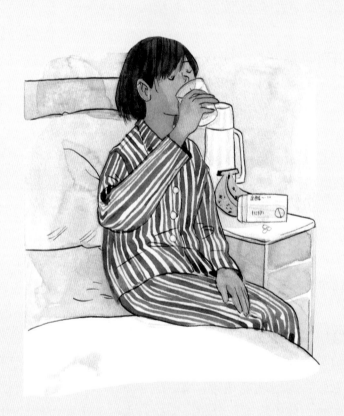

25. 化疗推迟怎么办

如果患者化疗中出现严重的不良反应，就需要推迟化疗，否则可能出现严重的后果。所谓的严重不良反应，指的是 3 度以上的不良反应，都是一些量化指标，医生会根据量表进行判断。

很多人担心化疗推迟会影响疗效，这些担心是有道理的。化疗周期的设置与癌细胞的分裂增殖周期契合，按照一定的节奏用药，能达到最佳的疗效。如果化疗推迟，节奏也就打破了。所以如果不是非推迟不可，尽量还是按照既定的方案做下去。但是如果明确出现严重不良反应，我们要做的是两害相权取其轻，先保证患者的安全，然后才是肿瘤治疗。而不是相反，为了治肿瘤却不顾患者生命安危。

所以，化疗推迟或者终止与否，要以不良反应的严重程度而定。

（郑启军）

十三、乳腺癌都需要化疗吗

乳腺癌都需要化疗吗？这个问题其实比较好回答，那就是：并不是所有的乳腺癌患者都需要化疗。人们已知道，乳腺癌作为不同类型的以及对治疗反应也会有所差异的一大类疾病的混合体，不应该采取"一刀切"的治疗方法。比方有人问：水果该怎么吃？有人回答，洗洗吃，洗干净了吃。那么再往下怎么吃呢？有的水果需要削皮吃，比如菠萝。而有的水果需要扒开皮吃，比如柚子，有的水果得切开把瓤扔掉吃，比如哈密瓜。所以我们要分门别类，根据不同分型，来进行具体分析和处理才行。总的来说，转移复发风险较高的患者需要接受化疗。而化疗针对的目标是体内的微小转移，也被称之为亚临床转移。

1. 乳腺癌化疗是在什么时候出现的

早期乳腺癌治疗实践中并没有化疗的身影，那时候只有传统的所谓根治性外科手术。当时人们希望通过彻底手术来达到治愈目的。但事实告诉人们如果只通过手术这一种手段，很多患者在术后会经历肿瘤复发和转移，最终死亡。所以人们在努力寻求手术以外的其他有效治疗办法。

关于乳腺癌的化疗人们一直在尝试。20 世纪中后期，环磷酰胺、甲氨蝶呤、氟尿嘧啶组合（CMF 方案）在淋巴结阳性乳腺癌中具有确切疗效的报道，让人们更加确信化疗是原发性乳腺癌治疗的重要组成部分。人们对于 CMF 这个经典方案进行了后续探索。例如长疗程和短疗程 CMF 化疗相比，有没有疗效改善呢？结果发现 6 周期化疗就能取到较满意的疗效，12 周期化疗并不能增加效果。所以我们也就可以理解为什么不少方案的时间都在 6 周期左右，因为这些方案是在 CMF 化疗基础上发展得来的。之后陆续出现了蒽环化疗方案，以及蒽环序贯紫杉方案等。

化疗出现后，专业人员在许多方面不断地研究。比如化疗的适应证，化疗的周期数以及化疗在剂量调整后，会不会影响疗效，用药间隔缩短之后能不能改善疗效，人们都做了很多有益尝试。得益于这些前人的探索，我们目前的化疗方案既兼顾了疗效又能很好地控制不良反应。

2. 乳腺癌化疗能够改善生存吗

我们不能笼统地回答。因为回答时应带有限定条件，要根据具体情况来说明。需要化疗的患者，存在着较高的转移复发风险，所以需要通过化疗来降低复发转移风险，以提高远期生存结果。所以我们可以说化疗对她们有用，或者能改善生存。

从既往研究结果中，我们已经看到辅助化疗能明显增加治愈的机会，改善远期生存。一些国际组织，例如 EBCTCG，隔五年左右就会进行乳腺癌治疗效果及复发的统计分析。这些结果始终表明几十年来，化疗给乳腺癌患者改善了生存，减少了复发。

而那些不需要进行化疗的乳腺癌患者，他们的系统治疗中有别的药物或者方法来保证对复发转移的良好控制；或者由于这些患者自身的肿瘤发展程度轻，肿瘤分期较早，使得她们不需要化疗，或者可以说化疗不会影响她们的生存结局。

需要注意，随着对乳腺癌认识的加深，以及各种新检测和评估手段不断加入，我们才有了现在的对乳腺癌复发风险的认识能力。随着医学不断发展，将来有可能会发现一些新的指标或方法，或许会使我们更加精细地评价患者的复发转移风险，从而使化疗的适应证和治疗方案更加精准。无论如何，综合以往研究结果以及随访资料，这些证据表明符合化疗适应证的乳腺癌患者能够从化疗中得到确实的疾病控制。

3. 乳腺癌化疗方案的常用药物都有哪些呢

许多化疗药物都曾在乳腺癌化疗的方案中出现过。例如较早的 CMF 方案，后来的蒽环化疗，以及蒽环序贯紫杉方案。正如"长江后浪推前浪"，推陈出新是自始至终不变的法则。常用化疗药物随着时代也在不断发展变化，比如较早时候常用的 CMF 方案，其组成是环磷酰胺、甲氨蝶呤和氟尿嘧啶。之后发展到蒽环类的 AC 方案，其组成是阿霉素和环磷酰胺。

目前，常用化疗药物有表阿霉素/阿霉素，紫杉醇，多西他赛，环磷酰胺，卡培他滨等，这些药物的作用位点各不相同。蒽环类药物，如阿霉素和表阿霉素，能通过阻断癌细胞 DNA 复制，以及引发癌细胞自由基形成及细胞膜损伤，达到治疗效果。之后出现的脂质体蒽环类药物则保留了抗癌效果，减少了心脏不良反应。紫杉醇则通过影响肿瘤的有丝分裂，阻断细胞增殖来杀伤肿瘤。之后的白蛋白紫杉醇也在保留了抗癌效果的基础上，免除了预处理，减少了不良反应。多西他赛作用机制与紫杉醇类似。氟尿嘧啶则通过影响癌细胞 DNA 合成来杀伤肿瘤。卡培他滨，则是在被肿瘤细胞摄取后形成有效的成分杀伤癌细胞。这些药物都在各种研究中体现出了抗癌的效果。

　　补充一点，从抗肿瘤化疗药物发挥作用的时间点上来说，化疗药也分可为剂量依赖性和时间依赖性药物。剂量依赖性药物需要短时间内将药物输注入人体，例如蒽环类化疗药，要快速达到有效的杀伤浓度来对癌细胞造成杀伤。而时间依赖性药物，例如氟尿嘧啶，只要维持在一定的有效浓度上，就可通过持续不断的缓慢输注来发挥抗癌效果，持续杀伤肿瘤。这也是临床治疗中各种药物输注时间需要考虑的原因之一。

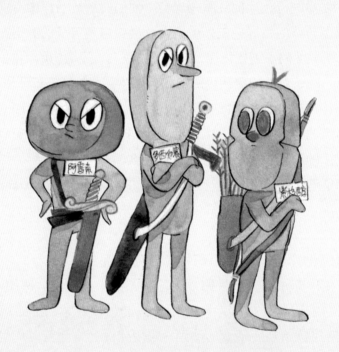

4. 乳腺癌治疗药物的组合方案是如何发展的

　　之前也提到，乳腺癌常用方案是一步步发展而来，从经典的 CMF 方案，中间经历过蒽环方案阶段，发展到现在的蒽环序贯紫杉方案。大浪淘沙，这些方案都经历过了临床实践的充分考验，有足够的实验研究和明确的数据支持。

　　较早的 CMF 方案是经典化疗组合，研究表明与不接受化疗相比，CMF 方案化疗能够明显提高生存并且减少复发。在这之后的不少化疗方案，都把 CMF 方案作为比较的基础，那些与它相比更有效的方案得以流传下来。例如，CMF 方案

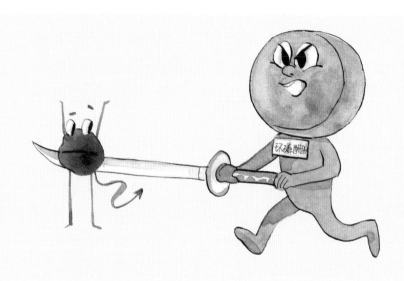

和蒽环化疗方案进行过对比，发现在生存和复发上 AC 方案可以达到 CMF 方案相当的效果，而 CEF 和 FEC 方案也能够比 CMF 方案进一步减少复发，改善生存，CAF 和 FAC 方案与传统 CMF 相比，也在一些生存指标上优于 CMF。这些结果无疑确定了蒽环类化疗方案在乳腺癌治疗中的重要价值。

在蒽环化疗方案的基础上，接着发展出了序贯紫杉醇或多西他赛的序贯方案。根据研究结果，蒽环之后序贯紫杉类化疗能比蒽环方案进一步减少复发，尤其是淋巴结阳性的患者，或者激素受体阴性的患者。因此对于这些复发风险较高的患者，推荐使用蒽环序贯紫杉化疗方案。对乳腺癌化疗方案的研究并没有止步于此，

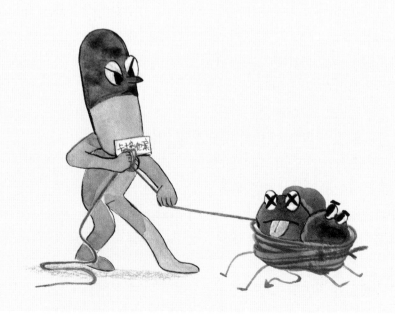

人们以常规蒽环序贯紫杉的化疗方案为基础，又进行了密集方案的探索。研究发现密集化疗的疗效优于常规化疗，尤其是某些复发风险较高的类型，例如三阴性乳腺癌。所以密集蒽环序贯紫杉化疗已经越来越多使用于临床实践。

5. 所有的乳腺癌都需要化疗吗

不是所有的乳腺癌都需要化疗。因为原发性乳腺癌分为浸润性乳腺癌和乳腺原位癌。术后病理为乳腺原位癌的患者，不需要接受化疗。医生只需要根据患者的手术方式以及激素受体状况来决定是否需要药物治疗（如内分泌治疗）。为什么要根据术后病理来决定呢，因为如果乳腺原位癌的诊断是通过穿刺病理确定的，我们必须注意到某些患者存在评估不足。这部分患者要在手术之后对标本进行彻底的病理检查。如果不存在浸润成分，就按原位癌处理，如果存在浸润癌成分，要按照浸润成分的性质接受相应处理。

而浸润性乳腺癌患者也不是全都需要化疗。总的来说，存在明显或较高的危险因素，或者复发转移可能性的患者是需要化疗的。而那些分期非常早，复发转移风险低的患者，根据目前研究，是不需要化疗的。

如何评价浸润性乳腺癌的复发转移风险呢？现在能明确的是这些评价指标也是在不断调整的。人们已经认识到，一刀切的划分并不能适应所有浸润性乳腺癌患者。我们要结合分子指标、临床病理特征、临床研究结果来综合评判。如果判定复发转移风险较高，患者很可能从化疗上获益，因此需要化疗。而复发风险低的患者，从化疗上获益的可能性很小，因此就不需要化疗。目前人们在进行更多的研究，希望能够达到尽可能完善的疾病控制和满意的治疗效果。对于复发转移性乳腺癌，更需要根据研究数据，结合指南进行相应治疗。关于他们是否需要化疗的问题，我们会在后面的问题中介绍。

6. 目前原发性乳腺癌化疗需要参考的依据有哪些

既往进行化疗决策时参考的因素都是临床病理因素，例如肿瘤尺寸、病理类型、淋巴结转移数量等。后来，对于乳腺癌的分子分型研究不断深入，免疫组化病理也越来越成熟，人们开始通过具体的分子指标将浸润性乳腺癌分成不同的类型进行针对性临床研究，也越来越强调临床试验研究结果对治疗的指导作用。

对于目前而言，决定化疗需要参考的依据都来自既往的临床研究结果。我们要结合激素受体状态，HER2 指标（或者相应基因是否扩增），再加上传统病理指标，比如肿瘤尺寸（必须是浸润性乳腺癌的最大直径），浸润性乳腺癌具体病理分型，阳性淋巴结数量，是否存在脉管癌栓，另外还需要结合患者发病年龄来综合评价。

从病理分型上来说，有几种肿瘤目前认为属于预后良好类型，这些病理类型分别是黏液腺癌，小管癌，还有包裹性乳头状癌。对这些患者进行化疗决策的时候，指征要更加严格。当然，既往指南当中曾经也出现过一些其他类型，但是随着医学发展，某些类型已被剔除。所以这些预后良好的类型将来会不会有改变，要留待将来的证据支持。从肿瘤尺寸上来说，只要原发癌灶分期特别早，也就是说浸润性癌的尺寸特别小，且不伴有淋巴结转移，这些非常早期的癌不需要接受化疗。这些指征也需要根据后续研究来接受必要的调整。

从乳腺癌分子分型上来看。相对而言，如果是激素受体阳性，HER2 阴性乳腺癌，化疗指征收得更紧。而对于三阴性乳腺癌或者激素受体阴性，HER2 阳性乳腺癌，化疗指征相对积极一些。因为既往研究提示三阴性乳腺癌和 HER2 阳性乳腺癌需要从更积极的治疗中获益。

值得注意的是，不断进行的各种临床研究使得我们对于一些以往处在模糊状态的情况有了更清晰的可以依靠的证据。所以我们要认识到这些化疗的参考指征是发展变化的，有可能在将来会有一些新的办法加入。目前国外正在进行一些分子基因检测评估转移复发风险，但是现在还不能推广到临床实践广泛应用。我们期待在不久的将来能够有研究得出和临床接轨的，能够给临床实践以有益指导的结果。

7. 所有的化疗患者都需要接受相同的化疗方案吗

答案是需要根据具体情况，结合研究数据进行方案选择，不能"千人一面"都使用一样的方案。在谈论这个问题时，我们要考虑到以前科技水平，人们对疾病的认识程度，以及当时药物的可获得性，不能说有些患者按传统化疗方案治疗好了，没有用现在推荐的更好的方案也生存了下来，就说以前的方案好，就要去用以往的老的方案。我们必须看到新方案在获益患者的比例，或者说在抑制复发、改善生存方面所带来的提高。

我们要基于乳腺癌分子分型及临床病理特征等指标来决定是否化疗，这么做的根据来自这些年的临床研究结果。对接受化疗的患者，我们要基于肿瘤分型和具体特征，参考研究结果给患者进行化疗。"一刀切"的模式已无法满足现代乳腺癌治疗需求，并不是所有的患者都要使用相同的化疗方案。

例如，在不认识 HER2 的年代，没有抗 HER2 靶向治疗。认识到 HER2 指标后，人们发明了抗 HER2 靶向药物，因此这些患者的治疗方案就有了变化，出现了联合靶向药物化疗的组合，方案就跟 HER2 阴性患者不同了。另外，对于一些早期的 HER2 阳性乳腺癌，人们研究后发现部分患者进行紫杉化疗联合抗 HER2 治疗就足够了。所以可以考虑对这部分患者免除蒽环药物，这就跟常规抗 HER2 治疗不同了。

再举个例子，随着术前治疗不断发展，人们发现某些类型乳腺癌术前治疗后，如果术后标本有肿瘤残留，那么术后给予适当加强治疗，能进一步改善疗效。这时，有残留病灶患者的整体化疗方案，也就与无癌灶残留患者明显不同了。

8. 激素受体阳性原发性浸润性乳腺癌患者都需要化疗吗

相当多激素受体阳性原发性浸润性乳癌患者并不需要化疗，只有根据免疫组化以及临床病理特征，评判后属于较高复发风险者才需要化疗。

人们研究发现，早期的激素受体阳性 HER2 阴性乳癌，就是对内分泌治疗可能敏感的患者，只需要足够时间的内分泌治疗，就有非常高的治愈可能，不需要化疗。既往研究也表明这一类患者从化疗上获益不大，换一个角度说，他们可能对化疗不敏感，只需要接受规范内分泌治疗就能获得疾病控制。

当然，在激素受体阳性 HER2 阴性患者中，终归有部分患者复发风险高，综合临床病理因素需要化疗。比如说那些淋巴结转移较多，或者发病年龄较早，或者肿瘤尺寸较大，以及出现其他复发相关因素的患者是要化疗的，已有明确的临床研究证据支持。

提一下，激素受体阳性 HER2 阳性乳癌的治疗要参考 HER2 阳性乳腺癌，在下文中会进行讲解。

9. 三阴性原发性浸润性乳腺癌患者都需要接受化疗吗

三阴性乳腺癌患者没有内分泌治疗，也没有抗 HER2 靶向治疗，因此化疗的地位就非常重要。其实并不是所有三阴性乳腺癌患者都需要化疗。

为什么呢？医生在进行治疗决策时需要考虑疾病分期，以及其他复发危险因素，不能笼统给予相同处理，所有处理都需要研究支持。因为一部分三阴性乳腺癌患者，因为原发灶分期早，同时腋窝淋巴结没有转移，又恰好发病年龄不年轻，综合各方面指标，患者复发风险较低。所以在手术之后不做化疗，定期复查即可。

对于其他三阴性乳腺癌患者，因为原发癌灶达到一定尺寸，或者腋窝淋巴结转移，或者年龄小，或者有其他危险因素，达到化疗标准。这部分人能从化疗中获益，化疗能改善患者最终疗效，减少复发，所以这部分患者要接受化疗。

10. HER2 阳性原发性浸润性乳腺癌患者都需要化疗吗

目前不是所有 HER2 阳性原发浸润性乳腺癌都要化疗。现行各种指南中，HER2 阳性乳腺癌接受化疗需要具备相应指征。应当注意，随着对 HER2 阳性乳腺癌的有关研究不断细化，化疗的具体指征也在动态变化，与之配合的化疗也在进行各种优化。所以需要关注最新研究及发展动态。

现在明确的是，一部分 HER2 阳性原发性浸润性乳腺癌可以不化疗。因为淋巴结没有转移，同时癌尺寸很小，又没有其他指标提示患者复发转移风险增加的微小早期 HER2 阳性乳癌患者，可以不化疗，这些患者需要根据激素受体状态，来决定术后给予内分泌治疗。

如果肿瘤尺寸达到化疗要求，淋巴结有转移，或者综合其他临床病理特征，复发风险增加，这时我们会给予化疗。我们还得结合既往研究，给予相应靶向治疗（具体参见靶向治疗部分），这样就能降低复发风险。不断进行的临床研究也会继续细化化疗指征。

11. 原发性乳腺癌患者的化疗的时机都是在手术后吗

并不是所有化疗都要在手术后进行，根据国际国内指南推荐，一部分需要辅助化疗的患者可以在手术前接受新辅助化疗，也称之为术前化疗。

化疗时机的研究是这些年乳腺癌治疗上的巨大进步。通过不断探索，人们认识到某些情况下进行术前化疗，可以配合外科手术。因为术前化疗，能让原发病灶变小，使手术时更容易切除。此外，对一些有保乳意愿的患者，我们可通过术前化疗让病灶缩小，这样就更易完成保乳手术，乳房也有希望维持更好外形。

另外，腋窝淋巴结转移的患者，术前治疗能够让患者的肿大转移淋巴结缩小，甚至瘤灶消失，有助于进行彻底清扫。研究表明，术前化疗和术后化疗相比，术前化疗并不会削弱治疗效果，所以大可不必对术前化疗的疗效过于担心。对于那些癌灶较大的，淋巴结有转移的，或者是 HER2 阳性的，具备辅助化疗指征的患者，我们把化疗挪到术前，不会影响患者疗效。这么做之后，手术后的病理，可以为我们提供有用信息，指导我们哪些患者需要给予术后治疗强化。

12. 激素受体阳性转移性乳腺癌患者都需要化疗吗

在既往几十年的临床实践中化疗占了相当大比例，尤其是某些需要化疗来快速改善临床症状的病例。随着内分泌药物的推陈出新，很多药物能够用于激素受体阳性 HER2 阴性转移性乳癌，化疗时机也在不断后移。对于符合指征的激素受体阳性患者，指南已把内分泌治疗作为优先使用的方案之一。

在目前的各种指南中，内分泌治疗联合或不联合靶向治疗已经越来越重要，也凸显了对这种疾病的新认识。在这个内分泌药物不断发展变化的年代里，人们认识到只要患者不是处于必须化疗的情况，使用一些含有内分泌药物的组合就能有满意的或可接受的疾病控制。

随着靶向药物的不断发展，某些药物可以起到逆转内分泌耐药的作用，例如新上市的 CDK4/6 抑制剂等。这些药物和内分泌药物联合，比单独内分泌治疗疗效更明显，并延长生存。因此新的分子靶向药物不断加入雌激素受体阳性转移性乳腺癌的治疗推荐中，而化疗的地位逐渐后移。当然，并不代表绝对不需要化疗。因为治疗选择必须兼顾化疗疗效和毒性，所以它不是指南推荐首选。

13. 三阴性转移性乳腺癌患者都需要接受化疗吗

在三阴性转移乳腺癌的治疗中，传统化疗充当了很长时间的主力。随着对疾病的不断认识及药物的不断研发，例如 PARP 抑制剂、PD-L1 单抗的出现，新兴治疗不断应用，让我们在化疗的基础上多了其他的新武器。

在没有靶向治疗的年代，只有传统化疗。三阴性乳腺癌没有常见治疗位点，比如雌激素受体、HER2，因此只有常规的蒽环类、紫杉类化疗药，以及铂类和其他化疗药。使用方法上也是推荐考虑序贯化疗。

随着研究不断深入，人们尝试在三阴性乳腺癌中寻找新治疗位点，促进了新药研发，在改善疗效上给人们带来了希望。例如，某些患者有乳腺癌易感基因（*BRCA*）突变，因此在肿瘤的 DNA 修复方面有缺陷，可以使用靶向药物来改善疗效，即 PARP 抑制剂。

14. HER2 阳性转移性乳腺癌患者都需要接受化疗吗

其实并不绝对都要化疗。在曾经缺乏靶向药物的年代，只有化疗这种手段。随着抗 HER2 靶向药的出现，靶向治疗发挥出显著作用，含有靶向药物的组合已经成为 HER2 阳性乳癌治疗的中坚力量，化疗是较常用的组合成分。当然，化疗需要结合患者的身体状态和耐受力来决定是否使用。对于符合某些指征的病例，人们已经尝试靶向药物联合非化疗药物的治疗组合。

例如，对于雌激素受体阳性患者，目前已知有内分泌治疗联合靶向药物的组合。当然，治疗方案能否成功取决于疗效的对比，只有在生存上没有受损，甚至还存在某些优势的情况下，我们才可以考虑这种不含化疗的组合。所以未来研究的结果或许将改变目前的治疗局面。

15. 化疗的未来方向如何

随着研究不断深入，即使是同一类分子分型的乳腺癌，将来也有可能根据研究结果调整方案，即治疗走向精细化。治疗升级和降级，是未来很长一段时间内研究者关心的领域。

例如某些患者，如果免除蒽环的化疗并不影响最终疗效，那么这些人就能从含蒽环方案中摆脱，从而减少心脏毒副作用。这尤其适合一些老年或者既往有心脏疾患的患者，他们对于蒽环药物的耐受性下降，易发生心脏毒性。所以这类患者，如果能避开蒽环药物，既不影响疗效又能减少不良反应，岂不是两全其美。有一些研究在这方面做了尝试。对于合适的病例，他们尝试了避免蒽环的化疗，结果发现某些患者不接受蒽环化疗也可以达到比较理想疾病控制。

此外，对于需要接受化疗联合靶向治疗的患者，因为某些靶向药物本身有一定的心脏毒性，这时如果能够免除前期蒽环化疗的心脏毒性，那么他的总体不良反应就可能得到更好的控制。所以科学家尝试对于接受抗 HER2 靶向治疗的乳腺癌患者，挑选一些病情轻的或早期的合适病例，进行不接受蒽环的化疗，结果发现这些化疗联合靶向治疗可以达到满意的效果。

医学科技在不断发展。如果在将来某一天出现了更加新或者高效的治疗办法，我们一点儿不会惊讶。医学本身就在不断推陈出新，目前合适的办法，也许十几年，或几十年后会被更新更好的办法替代。在证据的基础上，使合适的患者免除不必要的治疗，而将需要治疗升级的人进行治疗强化，在保护患者的同时又不影响疗效，这是一代又一代人不断努力的方向。

（范铁）

十四、乳腺癌的放射治疗

　　放射治疗是乳腺癌患者综合治疗的重要组成部分，特别是对于早期乳腺癌患者，正是放射治疗的参与，才使得一部分患者的手术范围得以缩小，在不影响疗效的同时极大地提高了乳腺癌患者的生活质量。而在晚期患者中，放射治疗可以替代手术对转移部位进行治疗，在很小创伤的基础上带来转移灶的最大治疗效果，减轻转移灶带给患者的痛苦。然而对于大多数人来说，放射治疗是一项陌生的治疗方式，大多数人对何时需要到放疗科就诊，以及放疗前、放疗中、放疗后有哪些注意事项都并不了解，本部分将对乳腺癌放疗的一些常见问题进行简单介绍。

1. 什么是放射治疗，为什么乳腺癌被切除后还要进行放射治疗

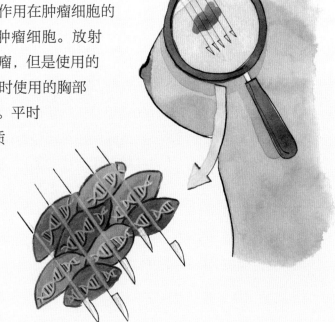

　　放射治疗是使用放射线治疗肿瘤的一种治疗手段，与手术、化疗并称为肿瘤治疗的三大治疗手段。它通过医用直线加速器或放射性同位素产生的射线，直接作用在肿瘤细胞的DNA上使其断裂，从而杀死肿瘤细胞。放射治疗虽然是使用放射线照射肿瘤，但是使用的射线能量是远远大于我们体检时使用的胸部X线或CT检查的射线能量的。平时我们常听说的伽马刀治疗、质子治疗、重离子治疗也都属于放射治疗的范畴。对于乳腺癌患者，虽然手术可以切除绝大部分可见的肿瘤，但仍然会有一部分肉眼不可见的肿瘤细胞潜伏在周围的正常组织内，甚至通过血

管、淋巴管转移到了更远的地方。对于这些肉眼不可见的肿瘤，我们很难通过手术彻底地去切除，这个时候就可以通过放射治疗的方法，对可能残存肿瘤细胞的区域进行照射，从而杀死这些潜伏着的肿瘤细胞，与手术一起使患者获得最大的治疗疗效。

2. 哪些患者需要在乳腺癌手术之后接受放射治疗

首先，如果早期乳腺癌患者只接受了乳房肿瘤的局部切除，而保留了患病乳房的话，原则上都需要术后放疗。即便是最早期的乳腺原位癌，只要没有将乳房全部切除，都推荐接受术后全乳房的放疗。其次，对于那些接受了患病的全乳房切除并且同时切除了腋窝淋巴结的患者，如果她们有容易复发的危险因素，也应该接受术后放疗，这些危险因素包括：肿瘤的大小超过了 5cm；肿瘤侵犯了皮肤、胸壁；肿瘤切得不够彻底，仍有少量残留但又没办法再次切除。还有就是已经有腋窝淋巴结转移的患者，特别是腋窝淋巴结转移个数超过 4 枚的患者是需要术后放疗的。对于肿瘤不是很大、腋窝淋巴结仅有 1、2 枚转移的患者，如果比较年轻，比如小于 40 岁，或者肿瘤的类型不好，也是需要术后放疗的。

3. 乳腺癌患者在哪些情况下是不能接受放射治疗的

众所周知，放射线对人体健康是有害的，因此，除了接受必要的医学检查以外，健康人群是要远离放射线的。而乳腺癌患者由于治疗的需要，不得不接受高剂量放射线的照射，但如果她正处于妊娠期，放射线会对体内的健康胎儿造成严重的不良影响，因此，孕妇通常是不能接受放射治疗的。女性在怀孕早期被诊断出乳腺癌后，如果想保住胎儿进而产下健康宝宝，就应该尽量选择不包含放射治疗的治疗方案，或向医生咨询是否可以把放射治疗安全地推迟到分娩以后再进行。另外，放射线对人体造成的损伤很多都是不可恢复的，医生通常会把这种损伤控制在非常低的水平，绝大多数乳腺癌患者在放疗后是不会出现严重的治疗不良反应的。但是，如果反复对同一部位进行照射，出现严重损伤的风险就会明显增加。因此，那些患病部位曾经接受过高剂量放疗的乳腺癌患者，通常也不能再次接受相同部位的放疗。

4. 哪些乳腺癌患者可以免除手术后的放射治疗

乳腺癌术后的放射治疗虽然重要，但并不是所有的乳腺癌患者术后都必须接受放疗。乳腺癌术后的放疗主要是为了消灭那些可能残留的肿瘤细胞，如果患者发现乳腺癌足够早，肿瘤播散到远处的机会就会明显降低。对于这样的患者，如果手术将患病一侧的乳房全部切除，并且在切除腋窝淋巴结后也没有发现任何的癌细胞转移，那么她以后复发的机会就比较小，术后的放疗并不能进一步明显减少肿瘤的复发，反而还可能会增加放射线对身体的伤害。因此，这样的患者是可以免除术后放疗的。前文我们曾提到，仅接受了乳腺癌肿物局部切除而保留了患病一侧乳房的患者，原则上都需要术后的放疗，但是对于患有早期乳腺癌的老年人来说，有些人是有机会免除放疗的。现有的研究显示，那些年龄已经超过 70 岁，诊断乳腺癌时乳腺肿瘤大小没有超过 2cm，没有腋窝淋巴结转移，并且可以进行长期规律内分泌治疗的患者，即使免除术后全乳房的放疗，也不会影响到她们的预期寿命，因此是可以考虑免除术后放疗的。但是这里还是要特别说明，这些高龄患者免除术后放疗，患病的乳房出现复发的风险还是会有所增加。因此，对于这些患者，能否安全地免除术后全乳房放疗，还需要向放疗科医生咨询，充分评估复发风险的高低后再做决定。

5. 对于已经复发转移的乳腺癌患者，放疗还能发挥什么作用吗

患者一旦出现了复发转移，特别是出现了远处转移以后，通常就很难再获得治愈。而此时放疗所起的作用，更多的是提高复发部位的肿瘤控制，减少再次复发的机会，缓解复发转移病灶带来的疼痛等症状，改善患者的生活质量，进而努力延长患者的生存时间。乳腺癌患者发生转移时，骨是最常见的转移部位之一。而骨转移常常伴随着明显的疼痛，并且由于骨质的破坏，骨折的风险也明显增高。骨转移部位局部放疗可以抑制肿瘤，快速地缓解骨破坏引起的疼痛，并且增加骨的强度，减少骨折的风险。另外，乳腺癌患者的脑转移也很常见。由于我们的身体对大脑的保护机制，绝大部分化疗药是很难进入脑内去杀灭肿瘤的，而放射线由于具有超强穿透能力，很容易到达脑转移部位，进而有效杀灭转移病灶。因此，放疗也是乳腺癌脑转移患者的最有效的治疗方案之一。那些已经有多处转移的患者，如果经过化疗等全身治疗后，仍有很少的转移灶残留时，也可以考虑采用立体定向放疗的方式替代手术切除去杀灭残留肿瘤，从而争取获得最好的治疗疗效。

6. 放射治疗也是局部治疗，能替代手术吗

放射治疗作为一种有效的肿瘤治疗手段，确实在很多肿瘤的治疗中可以替代手术成为根治性治疗手段。在乳腺癌的治疗中，目前手术切除仍是早期乳腺癌患者的首选治疗方案，只有一些特定情况之下才会考虑用放疗替代或部分替代手术。例如诊断乳腺癌时已经出现锁骨上淋巴结的转移，在切除乳房的时候通常不会对锁骨上转移的区域进行手术切除，而是以放疗替代手术，最终取得的疗效与手术治疗相当，而创伤更小。过去，有腋窝淋巴结转移的乳腺癌患者手术时都需要做腋窝淋巴结清扫术，也就是把患病一侧的腋下淋巴、脂肪组织全部切除，术后患者出现患侧上肢水肿以及感觉异常的发生概率很高，严重影响患者的日常生活。近些年的研究发现，对于那些腋窝仅发现有1、2枚淋巴结转移的早期乳腺癌患者，用腋窝放疗的方式替代腋窝手术可以得到和手术一样好的治疗效果，而上肢水肿的发生概率却可以减少一半，极大地改善了患者的生活质量。另外，那些在发现乳腺癌时就已经出现了远处脏器转移的患者，经过化疗后如果转移灶控制很好，而乳腺病灶还有疼痛或破溃但又无法进行手术切除时，也可以考虑以乳腺放疗替代手术，最大限度地控制肿瘤，改善生活质量。

7. 乳腺癌的放射治疗有哪些方式

乳腺癌术后放疗的方法有很多种，大体可以分为普通放疗和精确放疗。普通放疗是一种二维治疗，医生主要依据组织器官的解剖位置在体表的投影或透视下的骨性标记，在患者身体表面画出放射线照射的范围进行治疗。这种治疗方式虽然位置精度不高，但简单快捷且经济，可用于乳房全切术后使用电子线放疗的患者。精确放疗是一种三维治疗，它是在 CT 扫描的基础上，利用 CT 图像更精准地定位要照射的区域，通过计算机进行放疗方案设计，使放射线更精准地照射到肿瘤，更少地照射到周围的正常组织。我们常听说的调强放疗、容积调强放疗、TOMO 治疗、伽马刀治疗等，都是精确放疗的不同形式，本质是一样的。再有就是接受肿瘤切除而保留了乳房的患者，还有一种放疗方法是术中放疗。在手术将乳腺肿瘤切除后，直接对肿瘤原来所在的部位进行照射，从而达到最精准的肿瘤部位放疗、最小的正常组织损伤。对于一部分很早期的患者，甚至在术中放疗后可以免除术后的放疗，从而大大减少患者就医的次数。

8. 目前所说的精准放疗有哪些优势

目前乳腺癌治疗的效果越来越好，早期乳腺癌患者的治愈率已经超过了70%，所以对于治疗的不良反应就越来越重视。过去做普通二维放疗，乳腺周围的器官比如肺、心脏等都有很大一部分同时被放射线照到，虽然肿瘤控制了，但心脏和肺的损伤也增加了。随着放疗技术的发展，我们现在有了精准放疗，这种精准体现在两方面，一方面是放疗的位置更精准，另一方面是对肿瘤照射的剂量更精准。精准的位置得益于CT的使用，患者在进行CT扫描后，医生可以在CT图像上标记出要照射的肿瘤以及不想照射的正常组织，再由计算机进行放疗方案的设计，帮患者实现对肿瘤高精度的打击，并最大限度地保护周围正常组织。另外，过去进行普通二维治疗都是在理想状态下进行手工计算照射剂量，但这种剂量与实际照到肿瘤的剂量常会存在很大偏差。而精准治疗是计算机在CT图像基础上按我们画出的治疗位置和想要的照射剂量进行计算，可以得到和实际情况基本一致的剂量分布，从而给肿瘤足够剂量的照射。

9. 手术后需要放射治疗的患者，最佳放疗时机是什么时候

对于乳腺癌术后患者放疗的时机，目前没有绝对的标准，总体原则是尽量紧凑地进行每一项治疗。如果乳腺癌患者病期较早，不需要化疗，放疗可以在手术刀口完全愈合，患病一侧上肢可以上举达到治疗体位要求时开始。但是这个时间一般不要少于4周，以便手术区域的伤口充分愈合，最长也尽量不要超过3个月，因为没有化疗的患者手术至放疗间隔时间超过3个月可能会影响治疗疗效。需要术后化疗的患者，通常都是复发转移风险较高的患者，目前推荐先进行全身化疗以控制全身范围内可能残留的肿瘤细胞，在完成全部化疗后再开始针对乳房局部的放疗。由于很多患者术后需要接受化疗的次数很多，有些术后放疗可能会直到术后6个月以后才能开始，但目前看来，只要患者一直在接受规律的化疗，也不会影响到放疗的疗效。在很多其他肿瘤的治疗中，放疗和化疗经常被推荐一起进行，但对于乳腺癌患者，两种治疗一起进行并不会明显地提高治疗效果，但是会明显增加治疗的不良反应，因此，在乳腺癌的治疗中，还是推荐序贯进行治疗。

10. 乳腺癌患者放疗前需要做些什么准备

首先患者要准备好术前检查结果、手术记录以及术后病理报告等资料到放疗科就诊，以便放疗科医生能更好地判断患者病情，决定是否需要放疗以及要放疗的部位。对于患者，通常最重要的准备就是患侧上肢的功能锻炼，做过腋窝淋巴结清扫的患者，术后患侧上肢上举是受限的。一般在术后3~4周，腋窝伤口完全愈合的前提下，要开始进行上肢上举的功能锻炼，也就是我们通常说的爬墙锻炼，通过墙壁的辅助支撑作用，使患侧上肢逐渐举高，最终达到能上举抱头的姿势，只有这样才能充分暴露患病一侧的乳房和胸部，在放疗时胳膊才不会挡住要照射的部位。另外就是接受过化疗的患者要定期查血并加强营养，以免因白细胞过低而影响放疗的开始。

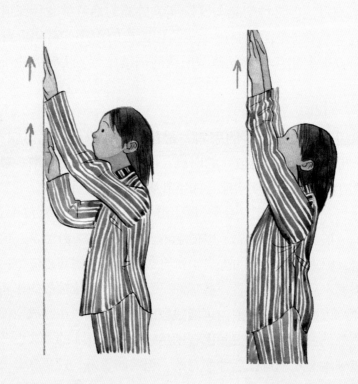

11. 乳腺癌术后放疗一般要进行多长时间

乳腺癌术后的放疗，因患者手术方式的不同、病期早晚的不同、医院治疗技术的不同，可能需要1周至6.5周的时间不等。最常见的乳腺癌术后放疗需要6个星期，患者周一至周五每天治疗1次，连续治疗6周，一共30次，而每次放疗的时间通常仅需要几分钟。由于一个半月的放疗时间对很多居住在离医院比较远的患者来说非常不方便，因此近些年来越来越多的医院开始开展治疗次数更少的大分割放疗，也就是把每次放疗的剂量加大，从而减少总的治疗次数，这种治疗模式可以使患者总的放疗时间缩短至3~4周。另外，一些病期非常早的、做了保留乳房手术的患者，还可以通过缩小放疗的范围而进一步提高每次放疗的剂量，使整个放疗的过程缩短到一周。放疗的方法虽然很多，但都需要视患者的具体情况而定，并不能完全按自己的意愿来选择。

12. 放疗开始后都会出现哪些不舒服，会持续很久吗，能完全恢复吗

乳腺癌患者放疗开始后可能会感到没力气，不想吃东西，一小部分对放射线敏感的患者会有恶心的症状，但这些症状通常比较轻微，在放疗结束后会很快消失。另外，放射线会对我们的造血系统产生影响，很多乳腺癌患者会在放疗期间或多或少地出现白细胞减少，进而出现疲劳、情绪低落等症状，特别是那些接受过化疗的患者，白细胞减低的风险更高。因此，放疗期间患者需要规律进行血液化验。这种对造血系统的影响一般在放疗结束后可以慢慢减少。乳腺癌患者放疗开始后最明显的不良反应是照射范围内的放射性皮炎。放疗开始2周后，照射部位的皮肤会逐渐发红，像晒伤，再继续放疗皮肤颜色会继续加深，通常会伴随轻度的乳房或胸壁皮肤的水肿，在放疗结束后1周，这种皮肤不良反应达到最严重程度，患者会感觉照射区皮肤烧灼感并有明显的瘙痒，有些患者甚至出现皮肤破溃。这种皮肤的症状一般在放疗结束后1个月会逐渐消失，当红肿退去以后，会留下照射区皮肤的色素沉着，就像我们晒黑的样子，这种皮肤色素沉着需要1年时间才能逐渐变淡，大部分患者照射区皮肤可以恢复到原来的颜色。另外，在放疗结束后，会有极少的一部分患者出现非常严重的咳嗽、喘憋症状，在胸部CT检查中可以看到被照射到的肺组织出现肺炎，这个时候很可能是发生了放疗引起的肺炎，我们叫放射性肺炎。放射性肺炎最常出现在放疗结束后2~4个月，发生的机会不到百分之一，经过规范的治疗，这种肺炎是可以痊愈的。

13. 放疗过程中的生活、饮食有哪些注意事项

乳腺癌患者在放疗过程中的不良反应总体来说还是比较轻微的，因此放疗是不会影响患者的日常生活的，患者可以在放疗期间继续从事工作。但放疗毕竟还是会有疲劳等不良反应，因此不建议在放疗期间从事重体

力工作。另外，很多患者有运动的习惯，放疗期间也不建议做过于激烈的运动，一方面过多体育运动会加重疲劳感，另一方面，汗液对皮肤的刺激会加重瘙痒感，而运动时的血管扩张，会加重乳房的肿胀。平缓的有氧运动不会增加放疗不良反应，运动后如果出汗较多，建议及时温水冲澡，去除皮肤上的汗液。洗澡时不要在照射范围内使用香皂、沐浴露等清洁用品，仅以清水冲洗即可。洗澡后要用软质毛巾沾干照射区皮肤而不能反复用力擦拭，以免加重皮肤损伤。平时着装尽量穿宽松棉质衣物，减少衣物与照射区皮肤的摩擦也可以减少放射性皮炎的发生。饮食方面，健康均衡的饮食非常重要，肉、蛋、奶、蔬菜水果都应有所摄入，以保证治疗期间造血以及组织修复的需要。但是过于辛辣刺激的食物在放疗期间应该避免，以减少由刺激食物导致的皮肤瘙痒加重。再有就是以往吃海鲜等食物容易过敏的患者，要特别注意避免食用这些食物，因为在放疗中或放疗结束后一旦出现皮肤过敏，往往照射区皮肤会出现非常严重的皮肤损害。

14. 放疗期间患者身上带有辐射吗，能和家人特别是小孩接触吗

我们平时所说的乳腺癌放疗，通常是指外照射放疗，也就是由医用放疗设备产生的放射线从体外照射入体内产生治疗作用。当治疗结束，设备停止工作时，就不会有射线产生，而患者的身体内也不会有任何放射线的残留。因此，正在进行放疗的乳腺癌患者在生活中是不会对身边的人产生任何伤害的，可以陪伴、照顾老人小孩。但是，对于晚期复发转移的乳腺癌患者，有两种放疗的方式需要家人特别注意。一种是广泛骨转移的患者，如果接受了锶-89 的放射性同位素治疗，由于这种治疗是把具有放射性的药物注射到人体内，因此，患者本身在一段时间内是带有放射性的，会对身边的家人造成一定影响，日常生活中应避免与家人，特别是孕妇、小孩过于密切接触。另一种情况是接受放射性粒子肿瘤内植入的患者，和前一种情况一样，患者由于体内存在放射性物质，长时间的亲密接触同样会对身边的家人造成影响，日常生活中应保持一定的安全距离。这两种放射性物质的体内治疗虽然会对身边的家人造成影响，但放射性物质的辐射是会逐渐衰减的，通常在接受治疗半年后，这种影响会逐渐消失。

15. 放疗过程中还可以配合其他治疗吗

近些年来，乳腺癌药物治疗发展迅速，除了大家熟知的化疗以外，还有靶向治疗、内分泌治疗等。前面我们提到过，乳腺癌术后的化

疗通常是不与放疗同时进行的，因为会增加患者的放疗不良反应。而靶向治疗的推荐维持治疗时间是 1 年，内分泌治疗的维持治疗时间是 5~10 年，这就决定放疗不能等到靶向或内分泌治疗结束后再进行。目前的研究显示，放疗期间同时进行靶向治疗不会增加放疗的不良反应，而有些内分泌治疗的药物在放疗期间同时使用，可能会轻度增加放疗的不良反应，能不能同时使用需要患者在放疗开始时咨询自己的放疗科医生。除此之外，很多患者在放疗期间因担心出现不良反应，经常会自服一些中药治疗，而对于乳腺癌患者，有些中药成分可能会对肿瘤治疗产生不利影响。因此，如果需要配合中医治疗，一定要到正规的中医肿瘤科进行咨询，切不可自服中药或自服所谓的偏方。

16. 接受了放射治疗的女性，还能生育、哺乳吗

虽然乳腺癌在中老年人群中发病率更高，但年轻患者也并不少见，很多乳腺癌患者患病时尚未生育，因此一些年轻的早期乳腺癌患者有治疗后生育的需求。但是很多治疗后的女性会出现闭经或月经不规律等情况，造成受孕困难，这主要是由于化疗药物对卵巢具有毒性作用，而乳腺癌的术后放疗范围仅涉及乳房区域，并不会直接照射卵巢、子宫等生殖器官，因此，放疗并不会对育龄期女性的生殖功能造成影响。虽然放疗后的女性可以正常生育，但很多患者在放疗后还需要 5~10 年的内分泌治疗，服药期间是不可以怀孕的。而且，由于乳腺癌术后 2~3 年是最容易复发的时间，即便有生育计划，也建议在术后 3 年后再评估停药、生育的安全性。对于接受了保留乳房手术的患者，虽然乳房得以保留，但经过放疗，由于放射线对乳腺腺体和乳腺导管的损害，患病一侧的乳房基本不再具有哺乳的功能，而健康一侧的乳房由于没有受过放射线的照射，哺乳功能是不受影响的。

（铁剑）

十五、乳腺癌需要靶向治疗吗

1. 什么是靶向治疗

所谓靶向治疗，就是在细胞分子水平上，针对已经明确的癌细胞靶点的治疗方式（该靶点可以是肿瘤细胞内部的一个蛋白分子，也可以是一个基因片段）。靶向治疗药物进入体内会特异地选择致癌靶点来结合发生作用，使肿瘤细胞特异性死亡，而不会波及肿瘤周围的正常组织细胞，所以分子靶向治疗又被称为"生物导弹"。简单地说，肿瘤细胞在某些方面与正常细胞不同，而靶向治疗药物可以识别特定的不同点，从而选择性地和肿瘤细胞结合并杀灭肿瘤细胞，而对正常的细胞影响很小。打个比方，如果肿瘤细胞都是长着触角的，正常细胞没有触角，那么靶向治疗药物可以和肿瘤细胞的触角结合，从而识别并杀死肿瘤细胞。所以靶向治疗的特点就是，高选择性地杀伤肿瘤细胞，而对正常细胞的影响很小，所以疗效好，而不良反应少。这就是所谓的指哪打哪，更精准，更有效。

2. 哪些乳腺癌的患者需要使用靶向治疗药物

对于乳腺癌的患者来说，广义的靶向治疗包括内分泌治疗和抗 HER2 治疗，狭义的靶向治疗仅指抗 HER2 治疗。对于内分泌治疗，后面会进行专门的介绍，这里重点介绍抗 HER2 治疗。HER2 是英文缩写，全名叫人表皮生长因子受体 2，又分为 HER2 蛋白和 *HER2* 基因。HER2 蛋白在肿瘤细胞膜上，*HER2* 基因在肿瘤细胞核内。*HER2* 基因指导肿瘤细胞产生 HER2 蛋白。在肿瘤细胞表面有过多的 HER2 蛋白的乳腺癌，就叫 HER2 阳性乳腺癌。HER2 蛋白就相当于乳腺癌细胞的"触角"，也就是靶向治疗的靶点。HER2 阳性的乳腺癌占所有乳腺癌的 15%~20%。HER2 阳性乳腺癌特指 HER2 阳性浸润性乳腺癌，不包括原位癌。

一般认为 HER2 阳性的乳腺癌，肿瘤生长快，容易发生全身转移，治疗效果不好，患者的生存期短，也就是说 HER2 阳性乳腺癌恶性程度比较高。经过艰苦卓绝的努力，美国学者最先发明了第一个抗 HER2 的靶向治疗药物——曲妥珠单克隆抗体，经过靶向治疗联合化疗的方案，大大提高了 HER2 阳性乳腺癌患者的生存。根据美国的报道，HER2 阳性乳腺癌患者接受曲妥珠单克隆抗体治疗，对比不接受靶向治疗的患者，总死亡风险降低 37%。

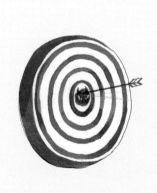

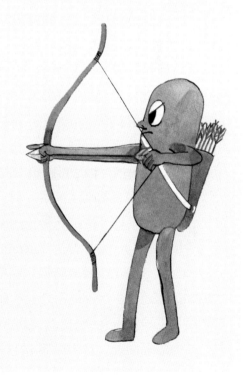

3. 如何分辨 HER2 阳性乳腺癌

需要通过病理检查的方法来判断是否是 HER2 阳性乳腺癌。可以选择乳腺原发病灶、腋窝或锁骨上转移淋巴结病灶，或是其他脏器转移病灶，通过穿刺或手术活检，获得病变组织。病理科医生在显微镜下对病变组织作出病理诊断。对于 HER2 蛋白可以通过免疫组织化学染色的方法，了解肿瘤细胞表面 HER2 蛋白的多少；对于 *HER2* 基因，可以通过荧光技术了解细胞核内 *HER2* 基因的多少，有无 *HER2* 基因的扩增，从而判断是不是 HER2 阳性的乳腺癌，该荧光检测的英文缩写是 FISH。

免疫组织化学染色和荧光技术的基因扩增，两者有 1 个阳性结果，就可以判断为 HER2 阳性乳腺癌。考虑到成本因素，首选检测方法是免疫组化染色法，如果免疫组化是不确定的结果，一定要继续 FISH 检测，进一步确定是否为 HER2 阳性乳腺癌。

HER2 阳性乳腺癌根据肿瘤细胞激素受体情况，又可以分为激素受体阴性 HER2 阳性，以及激素受体阳性 HER2 阳性两类。一般来说，前者接受术前化疗联合抗 HER2 靶向治疗后，乳腺和腋窝病灶完全缓解的比例比后者更高，而后者除了化疗和抗 HER2 靶向治疗，还有内分泌治疗的机会。

4. 乳腺癌抗 HER2 的靶向治疗药物包括哪几种

（1）单克隆抗体类：抗 HER2 单克隆抗体类药物与 HER2 蛋白的细胞膜外部分结合，阻断 HER2 信号的传导，从而阻止肿瘤细胞的增生，同时诱导癌细胞死亡，还可以激活自身免疫系统，间接杀死肿瘤细胞。代表性的药物是曲妥珠单克隆抗体（trastuzumab）和帕妥珠单克隆抗体（pertuzumab）。单克隆抗体类药物都是生物制剂，难以仿制。曲妥珠单克隆抗体是第一个被证实有效的抗 HER2 靶向药物，也是目前抗 HER2 治疗的基石。

（2）酪氨酸激酶抑制剂类：另一类是在肿瘤细胞内与 HER2 蛋白的细胞内部分结合，特异性地产生抗肿瘤作用的小分子酪氨酸激酶抑制剂，代表药物有拉帕替尼（lapatinib）、来那替尼（neratinib）、吡咯替尼（pyrotinib）等。小分子酪氨酸激酶抑制剂是化学合成制剂。在早期 HER2 阳性乳腺癌的治疗中，不管是术前新辅助治疗还是术后辅助治疗，拉帕替尼效果不如曲妥珠单克隆抗体，所以目前拉帕替尼主要用于晚期 HER2 阳性乳腺癌的治疗。来那替尼是种不可逆的小分子酪氨酸激酶抑制剂，对于早期 HER2 阳性乳腺癌，主要应用于完成标准曲妥珠单克隆抗体治疗后的延长抗 HER2 治疗，也可以联合化疗药物用于晚期 HER2 阳性乳腺癌患者。吡咯替尼是我国自主研发的药物，已经证实其在晚期 HER2 阳性乳腺癌的疗效，进一步的研究正在进行中，期待好结果早日报道。

简单来说，单克隆抗体药物体积大，在细胞外与 HER2 蛋白结合，起作用；而酪氨酸激酶抑制剂，体积小，可以进入细胞内，发挥效应。前者是输液剂型，后者是口服剂型。

目前，美国学者发明了一种新的酪氨酸激酶抑制剂——图卡替尼（tucatinib），已初步证实其在晚期乳腺癌中的疗效。

（3）抗体 - 药物偶联物：第三种药物是在曲妥珠单克隆抗体的基础上结合一个化学药物，形成抗体 - 药物偶联物，代表药物是恩美曲妥珠单抗（ado-trastuzumab emtansine），英文缩写是 T-DM1，这种药物抗 HER2 靶向治疗的基础还是单克隆抗体与癌细胞的结合，在单克隆抗体的基础上，又加上偶联化疗药物的作用，发挥更强的抗肿瘤效果。

5. HER2 阳性乳腺癌抗 HER2 的靶向治疗药物如何使用

（1）新辅助抗 HER2 治疗：HER2 阳性乳腺癌患者接受新辅助抗 HER2 治疗，也就是在手术之前的治疗，一方面根据乳腺和腋窝病变的变化，评价药物疗效，根据药物疗效指导术后治疗，另一方面经过术前治疗，肿瘤缩小，也为手术创造更好的条件。推荐方案是化疗联合曲妥珠和帕妥珠单克隆抗体。使用双靶向治疗前以及治疗期间需要监测心脏情况。目前，酪氨酸激酶抑制剂和抗体 - 药物偶联物还不能用于新辅助治疗。

（2）辅助抗 HER2 治疗：辅助抗 HER2 治疗，就是在手术后使用抗 HER2 治疗，降低乳腺癌复发转移风险，提高生存率，推荐方案也是曲妥珠联合帕妥珠单克隆抗体双靶向治疗。如果术前已经完成化疗，术后继续使用双靶向治疗满 1 年（加上术前的双靶向）。如果是先做了手术，术后再进行化疗联合曲妥珠和帕妥珠。总之，曲妥珠联合帕妥珠单抗的标准治疗是 1 年。

曲妥珠单克隆抗体有每周 1 次的方案和 3 周 1 次的方案，帕妥珠单克隆抗体只有 3 周 1 次的方案。

小分子酪氨酸激酶抑制剂类药物，只有来那替尼有辅助治疗的适应证，但是仅限于单用曲妥珠单克隆抗体的情况，在完成 1 年的曲妥珠单克隆抗体治疗后，使用来那替尼单药治疗 1 年。对于辅助治疗中使用曲妥珠联合帕妥珠单抗的情况，来那替尼并不适用。

恩美曲妥珠单抗可以用于早期 HER2 阳性乳腺癌辅助治疗，适用于经过新辅助治疗后乳腺和腋窝淋巴结仍有残留病灶的患者，疗程是 3 周 1 次，14 次。有报道证实，恩美曲妥珠单抗可以将这类患者的乳腺癌复发或死亡风险降低 50%。

（3）复发转移乳腺癌的抗 HER2 治疗：复发转移 HER2 阳性乳腺癌的治疗，主要目的是延长患者的生命，减轻病痛，而不是治愈疾病。首选方案仍然是曲妥珠和帕妥珠单克隆抗体联合化疗的方案，要根据具体情况而定疗程。次选方案是恩美曲妥珠单抗单药治疗。大部分酪氨酸激酶抑制剂目前仅限于 HER2 阳性乳腺癌的复发转移患者，一般都是每天服药的方案，大多联合卡培他滨这个口服化疗药。在复发转移癌的治疗中，曲妥珠单抗联合化疗也是种有效的方案。

从以上描述可以看到，早期癌的抗 HER2 靶向治疗的疗程都有明确的时长，而晚期癌的疗程都要根据每个患者的具体情况而定。

6. 双靶向治疗与单靶治疗如何选择

曲妥珠单克隆抗体自 21 世纪初问世以来，一直是 HER2 阳性乳腺癌抗 HER2 靶向治疗的基石，随着更多靶向治疗药物的出现，双靶向治疗的方案也经过了深入的研究和临床的验证。目前不管是新辅助治疗、辅助治疗，还是晚期患者的解救治疗，曲妥珠联合帕妥珠单克隆抗体的双靶向治疗再加上化疗，都被证实比单靶向治疗联合化疗疗效更好，所以双靶加化疗已经成为国内外认可的标准治疗方案。对于曲妥珠单克隆抗体和拉帕替尼联合化疗的方案，也进行了很多研究，但是在早期癌的治疗中，大多数据提示并不能改善患者生存，所以这种组合没有临床应用指征。恩美曲妥珠单抗联合帕妥珠单抗的组合，在新辅助治疗中，已被证实不如曲妥珠联合帕妥珠单抗加化疗的方案；而在辅助治疗中，该方案的研究数据还没有正式发布，我们期待最新数据的早日公布。

当然，我国幅员辽阔，地区差异比较大，有些经济落后的地区可能无法提供双靶向的治疗。就目前的证据来看，使用靶向治疗比不使用疗效好，使用双靶向治疗比单靶治疗疗效好。具体实施的过程中，也要根据当地和个人情况决定最适宜的方案。

7. 与抗 HER2 靶向治疗药物联合的化疗药物

对于 HER2 阳性乳腺癌的治疗，不管是新辅助治疗，辅助治疗还是复发转移癌的治疗，在使用单克隆抗体和酪氨酸激酶抑制剂时，大多要联合化疗，才能达到最佳疗效。那么联合靶向治疗的化疗药物如何选择呢？不仅要考虑药物之间的协同作用，还要考虑药物的不良反应。因为心脏毒性加重，两种单克隆抗体联合，不能与蒽环类化疗药物同时使用。一般与紫杉类化疗药联合使用具有互相促进的作用。

来那替尼在辅助治疗中是单独使用的，而在复发转移癌的治疗中可以和卡培他滨（一种口服化疗药）联合使用。拉帕替尼和吡咯替尼在晚期癌的治疗中，也是和卡培他滨联合使用。

不管是辅助治疗还是晚期癌治疗，恩美曲妥珠单抗都是单药使用。

8. 抗 HER2 靶向治疗的疗程

（1）早期 HER2 阳性乳腺癌的抗 HER2 治疗疗程：不管是曲妥珠单克隆抗体单用还是和帕妥珠单克隆抗体联用，标准的疗程都是 1 年。对于单用曲妥珠单抗的方案，医学科学家也尝试其他疗程的方案，比如 2 年的方案、6 个月方案还有 9 周方案，大都不如 1 年的方案。而双靶向疗程超过 1 年或少于 1 年，目前还没有更多数据支持这些疗程的选择。

（2）复发转移 HER2 阳性乳腺癌的抗 HER2 治疗疗程：随着越来越多靶向药物出现，晚期 HER2 阳性乳腺癌患者接受抗 HER2 治疗以后，中位生存延长到了 5 年，也就是说有一半的患者可以活过 5 年。所以只要治疗是有效的，毒性可以耐受，经济上可以负担，复发转移 HER2 阳性乳腺癌患者建议全程使用抗 HER2 靶向治疗。

9. 使用抗 HER2 靶向治疗药物期间的注意事项

有句古话"是药三分毒"，靶向治疗也不例外，也有不良反应。单克隆抗体类药物最严重的不良反应是心脏毒性，应避免给严重心脏病患者使用该类药物，也不要和蒽环类化疗药物同时使用。在使用药物之前，需要心脏超声的检查，左室射血分数大于 50% 的患者可以接受这类药物治疗。而且在这类药物治疗期间，需要每 3 个月复查心脏超声。在首次使用单克隆抗体类药物时，有一小部分患者会出现发热、寒战等症状，输液结束后大多会自行缓解，这就是所谓的输液反应，不是大问题，不影响下一次使用。整体来说，单克隆抗体类药物的不良反应的发生率不高，患者的耐受性很好，和化疗联合使用时，即使患者出现因化疗引起的肝功能或是血细胞的异常，化疗需要暂停，但是单克隆抗体类药物可以继续使用。在曲妥珠单抗的使用中还要注意药物有效期的问题，药物开封后，超过 28 天就不能继续使用。

相比单克隆抗体类药物，小分子酪氨酸激酶抑制剂的不良反应发生率更高，主要体现在腹泻，患者的耐受性会差一些，其他比较严重的不良反应还有肝脏的毒性和骨髓造血功能的抑制，所以在使用期间需要定期复查肝功和血象。

恩美曲妥珠单抗的耐受性介于单克隆抗体与酪氨酸激酶抑制剂之间，主要的不良反应是血小板减低，治疗期间也要定期复查血象，了解血小板情况。

10. 使用抗 HER2 靶向治疗药物期间出现不良反应如何处理

（1）心脏不良反应的处理：接受单克隆抗体抗 HER2 靶向治疗期间，患者如果出现左室射血分数下降，低于 50%，伴有呼吸困难，双下肢水肿等症状，要考虑心力衰竭的可能，需要及时停药，尽快到心脏专科医院或是综合医院的心脏内科进行心脏情况的诊断和治疗。如果明确诊断是心力衰竭，上述药物应永久停用。患者如果只是出现左室射血分数下降，而没有明显的症状，需要暂时停药，1~2 周后复查心脏超声，如果左室射血分数恢复到 50% 以上，可以考虑继续用药。

（2）腹泻的处理：接受曲妥珠联合帕妥珠单克隆抗体治疗的患者，发生腹泻的概率可能和人种有关，基于亚洲患者的报道，腹泻发生率接近 40%，而欧美患者在 10% 左右。严重腹泻并不多见，一旦出现需要暂时停药，服用止泻药物。小分子酪氨酸激酶抑制剂引起的腹泻，发生率较高。有报道，使用含拉帕替尼的方案，严重腹泻的发生率接近 30%。一般处理原则，暂时停药，使用止泻药物。后续治疗考虑减低药物剂量，或是永久停药。

11. 乳腺原位癌需要抗 HER2 治疗吗

乳腺原位癌是种很早期的乳腺癌，一般认为癌细胞局限于乳腺，不会向淋巴结以及其他器官转移。所以手术是原位癌患者最重要的治疗方法，不需要化疗也不需要抗 HER2 靶向治疗。

12. 乳腺癌抗 HER2 靶向治疗的缺点

虽然抗 HER2 靶向治疗有很多优点，但是昂贵的价格一直影响着该类药物的使用。随着我国医疗改革的深入，越来越多的靶向药物被纳入医保报销，让越来越多的患者获益的同时，进一步减轻了经济负担。不仅延长患者的生命，还让患者的生活更有质量。

13. 抗 HER2 靶向治疗药物有"仿制药"吗

2018 年，一部《我不是药神》的电影，带火了"仿制药"这个名词。那么抗 HER2 靶向治疗药物有"仿制药"吗？单克隆抗体药物源自活体细胞，生物技术制造，结构复杂，稳定性不高，它的仿制品，叫生物类似药。小分子酪氨酸激酶抑制剂属于化学合成药，具有严格一致的分子结构，理化性质稳定，它的仿品才叫仿制药。生物类似药的开发流程相对于化学仿制药，更加复杂，流程更长。只有原研药专利到期后，才能开始生物类似药或化学仿制药的研究。2020 年 8 月我国批准了国内首个曲妥珠单抗的生物类似药上市，也为医生和患者提供了更多的选择。

随着医学的进步，医学科学家会发现更多肿瘤细胞的靶点，发明更多的靶向药物，让更多的患者获益，让我们距离治愈癌症，更进一步。

（谷重山）

十六、什么是乳腺癌内分泌治疗

1. 乳腺癌内分泌治疗是如何诞生的

流行病学调查所发现的乳腺癌发病率的男女差别、月经生育因素等对乳腺癌发病的影响都提示我们，乳腺癌的发生、发展与体内性激素，尤其是雌激素的刺激有着密切的关系，这种刺激既有强度的问题，也有累积时间的问题。早在 100 多年前，人们就已经猜测到，改变女性特有的内分泌环境很有可能影响乳腺癌的发展，甚至有可能有利于乳腺癌的控制。1896 年，英国 Beatson 博士在 Lancet 杂志上率先报道了 1 例晚期乳腺癌：在切除双侧卵巢后，获得长达 4 年的生存期，开启了卵巢去势治疗乳腺癌的先河。20 世纪 50 年代，双侧卵巢切除用于早期乳腺癌的辅助治疗。1980 年，Henderson 分析了卵巢切除治疗乳腺癌的资料，临床缓解率为 33%（21%~41%）。卵巢切除治疗乳腺癌的尝试在肿瘤治疗历史上有很重要的意义，它不仅是乳腺癌内分泌治疗的第一个方法，也是所有各种癌症全身性治疗的第一个成功的方法。目前，卵巢切除术是最经济的手术去势治疗方法，在经济欠发达的地区仍存在一定的应用价值。

20 世纪中期，随着人们对雌激素的产生及作用机制的深入研究，早期的研究者还进行了切除其他内分泌器官用于治疗乳腺癌。1952 年，Huggins 报道：通过切除双侧肾上腺，治疗乳腺癌和前列腺癌。1955 年 Luft 报道：晚期乳腺癌患者接受摘除脑垂体治疗，疗效与切除双侧卵巢、切除双侧肾上腺疗效近似。另外，手术切除双侧睾丸被用于治疗男性乳腺癌。这些治疗方法，由于存在较大的手术创伤和不良反应，逐渐被废弃。

20 世纪 60 年代，随着激素受体的发现，乳腺癌内分泌治疗得到了迅速发展。激素受体的发现，不仅使乳腺癌内分泌治疗能够有目的地实施，同时使疗效的预测成为可能。1977 年 FDA 批准三苯氧胺上市，从此我们进入了通过药物进行乳腺癌内分泌治疗的新时代。

2. 乳腺癌内分泌治疗的原理是什么

正常乳腺上皮表达多种激素受体，如雌激素受体（estrogen receptor，ER）、孕激素受体（progesterone receptor，PR）、泌乳素受体等。雌激素与其受体结合后进入细胞内，激活雌激素敏感基因，促进细胞生长并表达出孕激素受体。在多种激素的作用下，乳腺细胞维持着正常的功能。乳腺细胞癌变后，部分保留了激素受体，并继续受激素的调控，为激素受体依赖性乳腺癌，大约占全部乳腺癌的 2/3。而部分乳腺癌丧失了这种调控，其生长不再受激素水平的影响，被称为非激素受体依赖性乳腺癌。

内分泌治疗的作用机制，就是通过各种途径，降低雌激素水平，或者影响其发挥作用，从而抑制乳腺癌细胞的分裂增殖，从而达到控制乳腺癌的目的。由于乳腺癌内分泌治疗不良反应小，疗效明确，目前已经成为激素受体阳性乳腺癌患者治疗过程中不可缺少的重要组成部分。

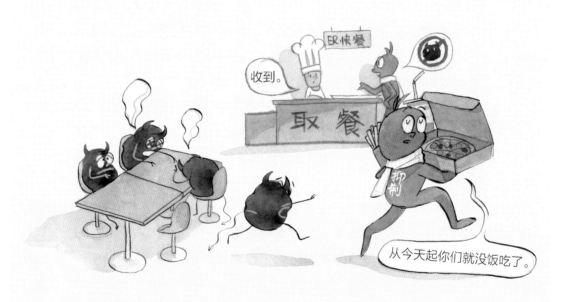

3. 乳腺癌内分泌治疗的方法有哪些

乳腺癌内分泌治疗的方法主要经历了非药物治疗和药物治疗两个阶段。

（1）非药物治疗

1）卵巢切除术：使用手术方法直接切除双侧卵巢。优点是经济、快捷、可靠、易于开展，是本类方法的"金标准"。但手术前后内分泌环境短时间内的剧烈变化常令很多患者难以忍受，另外对患者心理上的打击也比较大。

2）卵巢放射去势：应用放射线照射卵巢使其失去功能。放射去势避免了手术打击，而且患者的内分泌环境变化相对比较缓慢，因此患者比较容易耐受。但是放疗去势见效也比较慢，一般需要2个月左右，同时邻近脏器的放疗损伤也难以避免，并且由于存在卵巢的位置不很固定等因素，放疗去势的效果有时不理想，故目前已很少应用。

3）脑垂体切除术：卵巢分泌雌激素的功能是由相应的垂体激素调控的。失去垂体激素的刺激作用，卵巢的合成分泌功能即中断。但垂体切除手术打击大，手术并发症多，已基本淘汰。

4）肾上腺切除术：对于绝经后或者采用手术或非手术方法实现了人为绝经的妇女，其体内的雌激素主要是由肾上腺产生的雄激素转化而来的。切除肾上腺能够阻断该途径产生的雌激素，由于不良反应较大，此方法已淘汰。

（2）药物治疗

1）雌激素受体调节剂或拮抗剂：这类药物直接对抗雌激素对细胞的刺激作用。所用药物为雌激素受体调节剂或拮抗剂，绝经前和绝经后的女性都可以用这种方法。其中，三苯氧胺是目前最为常见的、各种临床资料最为完善的内分泌治疗药物。其类似物托瑞米芬以及氟维司群也是此类药物。

2）芳香化酶抑制剂：绝经后妇女体内的雌激素主要是由雄激素通过芳香化酶的催化转化而来。这种酶存在于肾上腺、脑、肌肉、肝脏、乳腺基质细胞，甚至癌细胞内。芳香化酶抑制剂通过抑制芳香化酶的活性达到降低体内雌激素的目的。目前已发展到第三代。

3）促性腺激素释放激素（LHRH或GnRH）的类似物：这类药物可以阻断垂体激素的刺激作用，原理与垂体切除有类似之处，通常称为药物性卵巢去势。疗效与手术切除卵巢相似。年轻患者撤药后卵巢功能还可能恢复，对患者心理打击较小。

4）激素添加疗法：这类药物作用机制非常复杂。主要应用于绝经后妇女，其中大剂量孕激素疗法较为常见，由于第三代芳香化酶抑制剂的出现，目前已经退至三线。雄激素疗法和大剂量雌激素疗法目前已经极少应用。

4. 哪些乳腺癌患者需要进行内分泌治疗呢

一般认为，雌激素对乳腺正常细胞和激素依赖性乳腺癌的刺激作用与雌激素受体（ER）有密切的关系，而孕激素受体（PR或PgR）在这一过程中也有一定作用。受体阴性的患者很少能从内分泌治疗中获益，因此内分泌治疗的主要对象就是雌激素受体阳性患者。受体状况也是内分泌治疗选择的最主要根据。激素受体的检查过去曾用生物化学方法，目前则主要应用免疫组织化学方法。判断受体状况主要是看染色癌细胞的百分比，而不是染色深浅。但究竟以多大比例癌细胞染色为确定受体阳性标准仍存争议。早期阳性界值定为 10%，后续研究发现即使有 1% 的癌细胞染色阳性，其肿瘤的性质也与完全不染色者有非常大的差异。目前普遍以 1% 为界限，即只要有 1% 的癌细胞染色，即认为可以接受内分泌治疗。

5. 什么是选择性雌激素受体抑制剂

三苯氧胺是最常用的抗雌激素药物，它是一种非甾体类抗雌激素药物。主要通过和体内的雌激素竞争乳腺癌细胞的雌激素受体（ER）而达到抑制肿瘤细胞生长的效果。此外，三苯氧胺还可能通过抑制肿瘤新生血管形成和提高机体细胞免疫水平等机制达到抑制乳腺癌细胞生长的目的。三苯氧胺常见的不良反应包括恶心、呕吐、面部潮红、汗多、肝损害、眼疾病、卵巢囊肿、阴道分泌物增多、阴道出血、子宫内膜增厚等。有文献报道长期服用三苯氧胺可使发生子宫内膜癌的风险增加 2~4 倍。

托瑞米芬（toremifene，又名法乐通）是三苯氧胺的衍生物，作用机制与三苯氧胺相似，比三苯氧胺对受体有更高的亲和力，能显著降低细胞膜上 ER 的数量，没有雌激素样作用，被称为"纯"抗雌激素样药物，适用于绝经后乳腺癌患者，对肺转移的效果好，是绝经后进展期乳腺癌患者的新选择。法乐通对子宫和肝脏的影响较少，引发子宫内膜癌的危险性仅为三苯氧胺的 1/3~1/2。因此，法乐通已被世界卫生组织列为非致癌、无基因毒性的药物，是目前唯一可以替代三苯氧胺用于绝经前、后及早晚期乳腺癌的一线药物。由于法乐通有较强的抗雌激素作用，而类雌激素作用较轻微，且有增加高密度脂蛋白胆固醇作用，故有预防骨质疏松和降低血脂的效果，尤其适用于肥胖和有脂肪肝倾向的乳腺癌患者。

6. 什么是芳香化酶抑制剂

20 世纪 90 年代，第三代芳香化酶抑制剂的问世动摇了三苯氧胺在乳腺癌的"金标准"一线治疗地位。绝经后妇女的雌激素主要来自卵巢以外的组织，由雄烯二酮及睾酮经芳香化作用转化而成，而芳香化酶是这一环节所必需的。芳香化酶抑制剂通过抑制该酶的活性，阻断雌激素的合成。与第一、二代芳香化酶抑制剂相比，其具有高选择性、高效性、低毒性等优点，疗效亦优于或至少相当于三苯氧胺，且耐受性好，没有子宫内膜癌等远期并发症风险，因此被列为绝经后雌激素受体阳性转移性乳腺癌患者的一线治疗选择，亦可用于早期乳腺癌的辅助治疗。目前应用于临床的第三代芳香化酶抑制剂主要药物有来曲唑（letrozol）、阿那曲唑（anastrozole，瑞宁得）及依西美坦（exemestane）。

来曲唑是当今活性最高、选择性最强的新一代芳香化酶抑制剂，其体内活性比第一代芳香化酶抑制剂氨鲁米特（AG）强 150~250 倍，体外活性强 10 000 倍，口服 2.5mg/d 可抑制 99% 的芳香化酶。

阿那曲唑在体外的抑制芳香化酶的活性是氨鲁米特的 170 倍，口服 1mg/d 可抑制 97% 的芳香化酶。

依西美坦虽是一种不可逆性甾体类制剂，但并不影响皮质醇和醛固酮的分泌，故使用时无须补充任何糖皮质激素。临床每日口服依西美坦 25mg，可抑制绝经后妇女体内 98% 的芳香化酶。

7. 什么是促性腺激素释放激素（LHRH 或 GnRH）的类似物

对于绝经前乳腺癌患者，卵巢切除对于提高绝经前早期乳腺癌生存率的价值是肯定的，但卵巢切除相关的身心反应给患者造成的影响，使年轻患者难以接受。1977 年明确促黄体激素释放激素（LHRH）化学结构后，其类似物（LHRH-A）的合成开辟了乳腺癌辅助治疗的新途径。目前研究开发的 LHRH-A 有戈舍瑞林、亮丙瑞林、曲普瑞林、布舍瑞林等。

目前的研究已经证实，下丘脑以小脉冲的形式释放 LHRH 至垂体，并与垂体细胞膜上的受体结合，向细胞内转移触发一系列反应，导致促黄体生成素（LH）及卵泡刺激素（FSH）的释放，从而刺激卵巢分泌雌激素和孕激素。此类药物是 LHRH 的激动剂，它与 LHRH 受体结合的能力更强且作用持久。该类药物注射入体内后，会占据细胞膜所有的 LHRH 受体，引起 1 个短暂的 LH 及 FSH 释放的高峰，从而使男性的血清睾丸素或女性的雌二醇水平增加，但药物持续存在，并且占据受体，使之不能对下丘脑下一次释放的 LHRH 作出反应，随后则抑制血清 LH，使血清睾丸素或雌二醇的水平降低到去势或绝经后的水平，因而被称为"内科卵巢切除术"。该类药物的作用是可逆的，停止用药后，卵巢的功能逐渐恢复。

8. 乳腺癌的化学预防是什么

相关数据统计，乳腺癌已经成为了造成女性死亡的主要癌症之一，预防乳腺癌对女性身体健康的意义重大。乳腺癌化学预防最初是建立于一项临床发现：临床研究发现单侧乳腺癌患者连续服用三苯氧胺治疗，对侧乳腺癌的发病率明显降低。乳腺癌高危人群接受三苯氧胺治疗，可明显降低疾病的发病率。荟萃分析结果显示，连续口服 5 年的选择性雌激素受体调节剂，可以降低 38% 的乳腺癌发病危险，且停药后的效果还可以维持 5 年左右。两大临床试验研究结果显示，连续使用 5 年第 3 代芳香化酶抑制剂、阿那曲唑降低绝经后女性乳腺癌发病风险 50% 以上。美国以及多家权威组织已经将他莫昔芬、依西美坦、阿那曲唑用于乳腺癌的预防治疗。

然而乳腺癌化学预防的广泛应用，仍然存在很多问题。即使在美国，高危人群接受化学预防的比例仍然比较低。化学预防与安慰剂相比，尽管可以降低受体阳性乳腺癌的发生风险，但特异死亡率和总体死亡率没有明显差异。另外，化学预防可能引发一些不良反应，如关节疼痛、肌肉疼痛、阴道渗液等，对患者的生活质量有一定的影响。化学预防主要针对的对象是乳腺癌的高危人群，但目前临床上对于高危的范围并没有明确，如何精确地筛选出明确需要预防治疗的高危人群仍有待研究。

因此，积极寻找高效、安全性高兼顾受体阴性乳腺癌有效的药物，明确乳腺癌高危患者的范围，提高风险评估工具的准确度，是推广乳腺癌化学预防的关键因素。只有筛选出真正的高危人群，对其进行有效的化学预防治疗，才能将效果最大化，降低乳腺癌的发生率，保证女性群体的身体健康。

9. 乳腺原位癌需要内分泌治疗吗

内分泌治疗是非浸润性乳腺癌（原位癌）的唯一全身治疗手段。原位癌本身虽然不会对生命构成直接威胁，但它的出现提示浸润性癌的发病危险已经显著增高。因此，原位癌治疗的主要目的就是防止浸润性癌的发生。这种治疗实际上与其他高危人群进行乳腺癌的预防很相似。有大量临床研究证实，三苯氧胺在原位癌的全身性治疗和其他的高危人群的乳腺癌预防中都有肯定价值。其中 NSABP P-1 三苯氧胺乳腺癌预防试验和 NSABP B24 三苯氧胺治疗导管原位癌试验是规模最大和最具权威性的两项安慰剂对照随机临床研究。

NSABP P-1 研究证实，小叶原位癌患者口服 5 年三苯氧胺后，其发生浸润性乳腺癌的危险较应用安慰剂缓和下降了 56%；而 NSABP B24 研究则证实导管原位癌患者在保留乳房手术和放疗后若口服三苯氧胺 5 年，其患侧乳腺浸润癌的发生风险可较应用安慰剂降低 50%，同时还可以将对侧乳腺癌总发病危险降低 50%。三苯氧胺的预防价值主要体现在它降低了激素受体阳性乳腺癌的发生率，但是它不影响激素受体阴性肿瘤的发生。目前认为，这种针对新发乳腺癌的预防性应用不需要考虑原有肿瘤的受体情况，因为无论原有肿瘤受体是阴性还是阳性，新生乳腺癌均可以是受体阴性的，也可以是受体阳性的。不过在受体阳性肿瘤，三苯氧胺的价值要更加明显一些。

10. 什么是浸润性乳腺癌的辅助内分泌治疗

对于早期乳腺癌来说，辅助治疗的目的是降低患者复发转移的风险。其中，对于激素受体阳性乳腺癌，内分泌治疗是辅助治疗中非常重要的组成部分。乳腺癌内分泌治疗药物的选择与患者是否绝经有关。需要明确指出的是，停经不等于绝经；绝经一般是指月经永久性终止，有严格的定义和判断标准，需要专业医生进行评估和判断。如果临床上不能确定是否绝经，治疗上应按未绝经对待。因为雌激素在绝经前主要由女性的卵巢分泌，而绝经后由肾上腺和部分脂肪组织分泌，雌激素来源不同决定了药物选择的不同。

绝经前后均可使用的药物是雌激素受体拮抗剂，如三苯氧胺。美国国立综合癌症网络（NCCN）指南中，建议绝经前的乳腺癌患者口服三苯氧胺 5~10 年。另外，高危的绝经前患者也可以考虑使用三苯氧胺联合卵巢功能抑制或第三代芳香化酶抑制剂联合卵巢功能抑制的方法。目前认为治疗时长一般为 5 年。

绝经后患者的首选药物是第三代芳香化酶抑制剂。该类药物常用的有来曲唑、阿那曲唑和依西美坦。早期研究中，绝经后的乳腺癌患者口服芳香化酶抑制剂的标准时长为 5 年，近年来一些研究认为高危患者可以考虑 5 年之后的延长内分泌治疗，但是目前有关患者的选择和最优时长缺乏足够的证据，有待进一步研究。而对于第三代芳香化酶抑制剂有禁忌证者、拒绝使用者或不能耐受者，也可以使用他莫昔芬。

氟维司群是一种新的雌激素受体拮抗剂，除了传统的竞争性结合激素受体外，还可减少受体数量，因此抑制雌激素作用更强。不良反应与芳香化酶抑制剂相似。但目前缺乏应用于激素受体阳性乳腺癌的辅助治疗的证据。

11. 什么是浸润性乳腺癌的新辅助内分泌治疗

传统上，新辅助内分泌治疗同新辅助化疗一样，可作为局部进展期受体阳性乳腺癌改善手术转归的方法之一，主要用于那些高龄或虚弱的人群。近来越来越多研究在更年轻或健康的绝经后人群中使用，并显示出其在提高手术转归方面的有效性，新辅助内分泌治疗已经获得了更多的认可。P024研究入组324例基线评测不可保乳的绝经后激素受体阳性的乳腺癌患者，研究结果是经过4个月三苯氧胺/来曲唑治疗后，有36%的三苯氧胺治疗患者及48%的来曲唑治疗的患者成功地实施了保留乳房手术。

同时，新辅助内分泌治疗可以通过分析治疗后的肿瘤组织，评估肿瘤反应，检测治疗引起的分子改变，从而预测患者的长期生存，为后续治疗的选择提供依据。ELLis等学者报道了一种诊断模式（术前内分泌诊断指数，或PEPI评分），它可以根据经过一段时间治疗后的肿瘤病理大小、淋巴结情况、治疗后的肿瘤的分子指标，预测该类患者的长期预后。

综上所述，新辅助内分泌治疗是激素受体阳性乳腺癌的一种个体化治疗的选择，为乳腺癌的整体治疗提供了一种新的方法和思路。

12. 转移性乳腺癌的内分泌治疗策略是什么

与早期乳腺癌的治疗目的不同，复发转移晚期乳腺癌的治疗目的是改善患者的生活质量，延长患者的生存期。复发转移乳腺癌是否选择内分泌治疗，要考虑患者肿瘤组织的激素受体状况、年龄、月经状态以及疾病进展是否缓慢。原则上，对疾病进展迅速的复发转移患者应首选化疗，而进展缓慢的激素受体阳性乳腺癌患者可以首选内分泌治疗。

进展缓慢复发转移乳腺癌的特点有：原发和/或复发转移灶肿瘤组织雌激素受体（ER）阳性和/或孕激素受体（PR）阳性；术后无病生存期较长，如术后2年以后出现复发转移；仅有软组织和骨转移，或无明显症状的内脏转移，如非弥散性的肺转移和肝转移，肿瘤负荷不大、不危及生命的其他内脏转移。

另外判断患者可能从内分泌治疗中获益，需满足以下一条以上标准：原发灶和/或复发转移灶ER和/或PR阳性；老年患者；术后无病间期较长；既往内分泌治疗曾获益。

13. 复发转移乳腺癌内分泌治疗的基本原则

内分泌治疗优先原则，以便在控制疾病进展的同时，保证患者的生存质量。激素受体阳性、进展缓慢的复发转移乳腺癌，绝经后患者可以首选内分泌治疗，绝经前患者可以考虑药物性卵巢去势联合内分泌药物治疗。

首选化疗的激素受体阳性患者，在化疗无效、肿瘤未控的治疗间隙，或患者因任何原因不能耐受继续化疗时，应及时给予内分泌治疗。

在治疗阶段，严格疗效评价标准，疾病发展相对缓慢阶段可以序贯应用不同类型的内分泌治疗药物。

治疗后，晚期患者疾病长期保持稳定应视为临床获益。基于内分泌治疗适合长期用药的特点，应尽量延长治疗用药时间，尽可能用到疾病进展，以延长患者的生存期。

综上所述，内分泌治疗在复发转移乳腺癌治疗中占有重要地位，在有效治疗的同时避免不必要的强烈化疗不良反应，保证患者的生存质量。

14. 乳腺癌内分泌治疗的不良反应有哪些

内分泌治疗的不良反应因使用药物不同而有所不同。常见的不良反应主要有以下几点。

（1）子宫内膜增厚是三苯氧胺常见的不良反应：三苯氧胺会增加妇女 2~3 倍子宫内膜癌风险，若出现不规则阴道出血，则需就医以除外子宫内膜癌。

（2）芳香化酶抑制剂可以增加骨折的风险：芳香化酶抑制剂治疗期间应定期复查骨密度，并由主管医生决定是否使用双膦酸盐类药物，或更换治疗方案。

（3）骨骼、肌肉、关节疼痛：通常早晨重，活动后减轻。轻者加强锻炼，减轻体重；重者需使用非吗啡类镇痛药物。

（4）高脂血症和心血管疾病：治疗前需要检查有无心血管疾病，定期监测体重和血压；定期检查血糖、血脂，通过饮食、活动、生活习惯，预防"三高"（高血压、高血糖、高血脂）。

综上所述，如果药物的不良反应已经严重影响患者的日常生活，或可能招致其他威胁健康的问题，医生可以根据患者的病情科学地调整内分泌治疗方案，以期得到最大的获益。

15. 男性乳腺癌需要内分泌治疗吗

男性偶尔也可以患乳腺癌，男性乳腺癌只占乳腺癌总数的 1% 左右。男性乳腺癌有着与绝经后女性乳腺癌相似或更高的激素受体阳性率和内分泌治疗反应率。目前初步认为男性乳腺癌雌激素、孕激素受体阳性的比例相当高，据报道可达到 75%~80%，而且受体阳性肿瘤内分泌治疗的有效率也同样高于受体阴性肿瘤。早期临床实践发现，进行双侧睾丸切除、双侧肾上腺切除或垂体切除在男性晚期乳腺癌都能取得很好的疗效，但是这些手术已经极少应用。药物治疗目前已经成为男性乳腺癌内分泌治疗的主流措施。首选药物是三苯氧胺。由于男性不存在子宫内膜癌的风险，因此男性乳腺癌应用三苯氧胺更安全，能够规范用药 5 年的患者比例也非常高。

研究表明，男性乳腺癌应用三苯氧胺的疗效可能优于女性乳腺癌，而且见效很快。Ⅰ、Ⅱ期男性乳腺癌患者，辅助应用三苯氧胺 1 年，5 年生存率可以达到 55%。晚期男性乳腺癌应用三苯氧胺的有效率可以达到 48%~66%。有报道单纯应用三苯氧胺 2 个月就可以实现 8~60 个月（中位 21 个月）的缓解期。孕激素、抗雌激素、促性腺激素释放激素类似物的疗效也很确切，后者作为二线内分泌治疗药物已有取得较好疗效的报道。应用氨鲁米特进行药物性肾上腺切除可以与睾丸切除一同考虑为三线措施。第三代芳香化酶抑制剂也可能在男性乳腺癌取得很好的疗效，但这方面资料还很不完善。

（英旻）

十七、乳腺癌会遗传吗

乳腺癌会遗传吗？我为什么会得乳腺癌，这和我的基因有关系吗？我得了乳腺癌，我女儿以后会得乳腺癌吗？相信这些都是困扰众多乳腺癌患者许久的问题。接下来让我们一起从基因层面重新认识乳腺癌，共同探讨上述问题。

1. 什么是遗传性乳腺癌

目前乳腺癌已经是全球女性发病率最高的恶性肿瘤。乳腺癌的发生是由多种因素综合导致，如环境、激素水平、遗传因素等。乳腺癌中约有5%~10%为遗传性乳腺癌。

遗传性乳腺癌通常是指患者携带可增加罹患乳腺癌风险的易感基因，并能遗传给后代（胚系突变）。遗传性乳腺癌多为常染色体显性遗传。根据基因与乳腺癌发病风险的相关程度，可将乳腺癌的易感基因分为高、中、低外显率基因三种。外显率较高的突变基因与遗传性乳腺癌关系密切，通常具有明显的家族聚集性，而外显率较低的多态性基因多见于散发性乳腺癌。乳腺癌易感基因 *BRCA1/2* 是最早被发现和研究最多的高外显率易感基因，约 15%~20% 的遗传性乳腺癌与 *BRCA1/2* 突变有关。

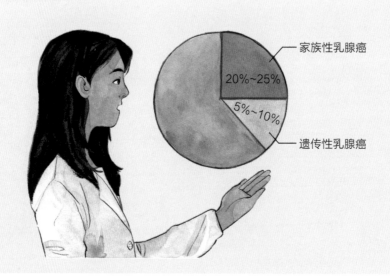

家族性乳腺癌
20%~25%
5%~10%
遗传性乳腺癌

遗传性乳腺癌患者具有家族聚集性、发病年龄早、双侧多发等特征。针对家族史明显的年轻乳腺癌患者，可在专业医师的建议下选择行基因检测来明确情况。

2. 什么是家族性乳腺癌

家族性乳腺癌是指一种具有家族聚集性的乳腺癌，即在一个家族中有 2 个或 2 个以上具有血缘关系的一级或二级亲属罹患原发性乳腺癌。一般来说，乳腺癌可以分为家族性乳腺癌和散发性乳腺癌两种，家族性乳腺癌在整个乳腺癌人群中占相当大的比例，约占所有乳腺癌人群的 20%~25%。

许多人易将家族性乳腺癌与遗传性乳腺癌这两个概念混淆，其实这两者并不等同。遗传性乳腺癌是指具有明确遗传易感基因的乳腺癌，绝大部分的遗传性乳腺癌具有家族聚集性，且与 *BRCA1* 和 *BRCA2* 有关，约占所有乳腺癌患者的 5%~10%。家族性乳腺癌中很大比例为遗传性乳腺癌，即由某种可遗传的乳腺癌易感基因导致，其余则可能与家族中共同的生活环境、饮食习惯、性格特征等因素相关。

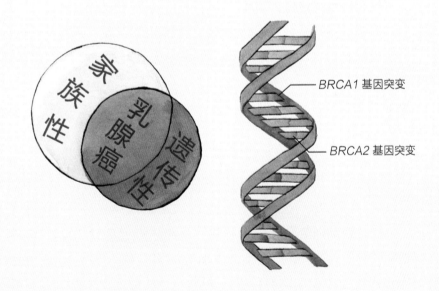

BRCA1 基因突变

BRCA2 基因突变

3. 朱莉效应

2013 年全球各大媒体报道，国际知名影星安吉丽娜·朱莉于当年 4 月进行了预防性双侧乳房切除手术。据了解，安吉丽娜·朱莉的母亲患有乳腺癌，其本人经基因检测证实携带 *BRCA1* 突变基因，即一种与乳腺癌高风险密切相关的致病性突变基因。

女星切除双乳来降低乳腺癌发病风险这一事件，一时间引发了众多讨论，基因检测开始走入大众的视野。关于乳腺癌易感基因检测能否准确预测乳腺癌发病风险、乳腺预防性切除手术预防乳腺癌是否可靠、预防性切除手段预防乳腺癌是否过激及是否还有其他降低乳腺癌发病风险的措施等问题开始备受关注，我们将这一现象也称为"朱莉效应"。

BRCA1/2 是目前研究最多也最明确的乳腺癌高外显率易感基因，研究显示，携带 *BRCA1/2* 致病突变的人群终生患乳腺癌的风险为 56%~84%，约为普通人群的 10~20 倍，预防性双侧乳房切除手术可降低 80% 以上的患癌风险。但针对携带 *BRCA1/2* 致病突变的个人是否应该行预防性乳腺切除手术绝不可一概而论。近年来越来越多的研究表明携带者的乳腺癌发病风险有差异，强调个体化评估携带者发病风险和个体化预防的必要性。故携带者应咨询专业遗传门诊医师意见，分析个人具体情况（如乳腺癌家族史、突变位点、放射治疗史、年龄等）来评估风险，制订个体化措施，避免不必要的过度治疗。

4. 什么是乳腺癌易感基因

乳腺癌是环境因素和遗传因素共同作用的结果，在适当环境刺激下携带某种基因突变致人群患乳腺癌的风险大大增加，我们称这种基因为乳腺癌易感基因。

高风险乳腺癌易感基因包括：*BRCA1*、*BRCA2*、*PALB2*、*TP53*（LI-Fraumeni 综合征）、*PTEN*（Cowden 综合征）、*STK11*（Peutz-Jeghers 综合征）、*CHD1*（仅限乳腺小叶癌）。中等风险乳腺癌易感基因包括：*ATM*、*CHEK2*、*NBN*（仅限 657del5 突变位点）、*NF1*（仅限年纪小于 50 岁的携带者）。可能与乳腺癌风险相关的基因包括：*BARD1*、*BRIP1*、*RAD51C*、*GRAD51D*。

BRCA1/2 是目前研究最多的乳腺癌高外显率易感基因，属于抑癌基因，在修复受损 DNA 及维护基因组稳定性等方面发挥着重要作用。致病性 *BRCA1/2* 胚系突变多为移码突变和无义突变，导致 *BRCA1/2* 截短蛋白形成，使 BRCA1/2 蛋白丧失功能从而导致肿瘤发生。乳腺癌患者中约有 5% 的乳腺癌与 *BRCA1/2* 致病突变有关。携带 *BRCA1/2* 致病突变的健康女性乳腺癌发病风险显著升高，约为普通人群的 10~20 倍。且携带 *BRCA1/2* 致病突变的乳腺癌患者往往具有发病年龄更早、对侧乳腺癌发病率更高的特征。

5. 什么是 *BRCA1/2* 基因

BRCA1/2 是人类肿瘤抑制基因，突变后与遗传性乳腺癌和卵巢癌的发生密切相关。*BRCA1/2* 突变携带者 80 岁前患乳腺癌的风险分别约为 72% 和 69%，患卵巢癌的风险分别约为 44% 和 17%。

BRCA1 基因于 1994 年克隆成功，定位于人类染色体 17q21，编码 1 863 个氨基酸。*BRCA2* 基因于 1995 年克隆成功，定位于人类染色体 13q12~q13，编码 3 418 个氨基酸。*BRCA1/2* 基因为抑癌基因，参与 DNA 损伤修复、细胞周期调节、基因转录激活、细胞凋亡等多种重要细胞代谢活动。目前已发现的 *BRCA1/2* 基因突变有 3 000 多种，这些突变分布于整个编码区，包括缺失与插入、错义突变、无义突变、移码突变、剪切位点突变、内含子突变及大片段重排等，且无热点突变。大多突变导致截短蛋白的形成，使 *BRCA1/2* 编码蛋白质功能丧失，从而致乳腺癌及卵巢癌的风险增加。*BRCA1/2* 突变以常染色体显性遗传方式进行子代传递，进而使子代在环境因素的影响下较一般人群对乳腺癌及卵巢癌易感。

6. *BRCA1/2* 基因突变与乳腺癌发生之间的关系

乳腺癌是由环境和遗传因素共同作用导致的。有大约 5%~10% 的乳腺癌与肿瘤易感基因致病性突变密切相关，称为遗传性乳腺癌（hereditary breast cancer，HBC），其中 *BRCA1/2* 基因突变所致的乳腺癌最为常见，认识也最为清楚。*BRCA1/2* 属于抑癌基因，突变后与遗传性乳腺癌和卵巢癌的发生均密切相关。

BRCA1/2 基因突变所致乳腺癌及卵巢癌风险在不同地域、不同种族中亦存在较大差别。在欧美人群中，携带 *BRCA1* 突变的女性 70 岁前发生乳腺癌的累积风险为 57.0%~60.0%，卵巢癌的累积风险为 40.0%~59.0%；*BRCA2* 突变携带者患乳腺癌和卵巢癌的风险分别为 49.0%~55.0% 和 16.5%~18.0%；*BRCA1/2* 突变健康携带者乳腺癌发病风险是普通人群的 10~20 倍。男性 *BRCA1* 突变携带者患乳腺癌的风险是普通人群的 120 倍，男性 *BRCA2* 突变携带者患乳腺癌的风险是普通人群的 700~800 倍。根据北京大学肿瘤医院乳腺癌预防治疗中心实验室统计数据，中国女性 *BRCA1* 和 *BRCA2* 突变携带者至 70 岁时乳腺癌累积发病风险分别为 37.9% 和 36.5%。

7. BRCA1/2 基因突变与其他肿瘤发生的关系

我们已经知道 *BRCA1/2* 为乳腺癌易感基因，在细胞 DNA 损伤和修复通路中发挥着关键作用，且已经证实 *BRCA1/2* 基因突变是遗传性乳腺癌 / 卵巢癌综合征的主要致病因素，*BRCA1/2* 突变携带者罹患乳腺癌和卵巢癌的风险大幅增加。

近年研究表明 *BRCA1/2* 突变不但增加了乳腺癌及卵巢癌的发病风险，同时增加了胰腺癌、皮肤癌以及男性前列腺癌等肿瘤的发病风险。

（1）胰腺癌：大多数胰腺腺癌为散发性，仅 5%~10% 患者有明确的家族病史，在这些患者中，可以检测到 *BRCA1*、*BRCA2*、*PALB2*、*CDKN2A*、*ATM*、*TP53*、错配修复基因 *MLH1/MSH2* 和 *MSH6* 等突变，其中以 *BRCA1/2* 最常见，但突变率在不同的国家和民族之间可能存在差异。

（2）前列腺癌：在原发性前列腺癌患者中，携带 *BRCA1/2* 突变的患者比例为 1%~2%，但在转移性前列腺癌患者中 *BRCA2* 突变率可达 5.3%。*BRCA2* 突变是前列腺癌发生的重要危险因素。

（3）皮肤癌：目前评估 *BRCA1/2* 突变与皮肤癌之间关系的研究较少，得出的结果也并不一致，因此没有足够的证据证明携带 *BRCA1/2* 突变的人群需要加强皮肤癌监测。但尽管如此，高度可疑或已经检测到 *BRCA1/2* 突变的携带者应该被告知皮肤癌的风险，这可能使其从每年的全面皮肤检查中受益。

此外，*BRCA1/2* 基因突变亦可能与结肠癌、脑膜瘤等肿瘤的发生具有相关性。

8. BRCA1/2 基因检测的意义

BRCA1/2 是乳腺癌高外显率易感基因，携带 *BRCA1/2* 致病性胚系突变的健康女性患乳腺癌的风险显著升高。近年来，随着二代测序技术的进步，*BRCA1/2* 基因检测在临床中的应用也得到了进一步的认可。*BRCA1/2* 基因检测在乳腺癌发病风险预测、治疗和预防中均起到了十分重要的提示作用。

（1）预测肿瘤发病风险：携带 *BRCA1/2* 致病突变的健康人群乳腺癌发病风险是普通人群的 10~20 倍，卵巢癌风险是普通人群的 10~30 倍，此外，前列腺癌、胰腺癌、黑色素瘤等多种癌症的发病风险均有所提高。

（2）指导乳腺癌治疗用药：携带 *BRCA1/2* 基因突变的乳腺癌患者肿瘤侵袭性往往更强，更易发生淋巴结转移，预后较差。*BRCA1/2* 基因突变乳腺癌患者在接受铂类治疗后获益更显著，接受 PARP 抑制剂治疗后生存期延长，疾病进展风险降低约 42%。

（3）制订乳腺癌预防策略：推荐 ER 阳性的 *BRCA1/2* 突变乳腺癌患者用内分泌治疗预防新发乳腺癌。对于 *BRCA1/2* 突变的健康携带者行预防性双侧乳腺切除（BRRM）可以降低 90% 的乳腺癌发病风险，仅行预防性双侧输卵管 - 卵巢切除（PBSO）或合并 BRRM 均可以显著降低总死亡率、乳腺癌相关死亡率及妇科癌症相关死亡率。

9. *BRCA1* 和 *BRCA2* 突变的流行病学分析

乳腺癌是全球女性发病率和死亡率最高的恶性肿瘤，也是中国女性发病率排名第 1 位和死亡率排名第 6 位的恶性肿瘤。乳腺癌易感基因 *BRCA1* 和 *BRCA2* 是目前研究已证实的，与乳腺癌发病相关的最重要的两个基因。中国人群乳腺癌患者中约 5.3% 携带 *BRCA1/2* 突变。

普通人群中 *BRCA1/2* 突变携带者的比率根据地域、种族的不同亦有较明显的区别。德裔犹太人中，大约 2.50% 的普通人群携带有致病性的 *BRCA1/2* 始祖突变（*BRCA1 187delAG*、*BRCA1 5385insC* 或 *BRCA2 6174delT*）。冰岛人中约有 0.6% 的普通人群携带有致病性的 *BRCA2 999del5* 始祖突变。在未经选择的美国非犹太裔普通人群中，0.22%~0.33% 的人携带有致病性的 *BRCA1/2* 突变。在中国澳门普通人群中，约 0.29% 的人携带有致病性的 *BRCA1/2* 突变。最近的研究显示中国大陆汉族人群中，0.38% 的人携带有 *BRCA1/2* 致病性突变。据此估计中国可能有五百多万 *BRCA1/2* 致病性突变的健康携带者。此外，不同种族、地域之间 *BRCA1/2* 的突变热点（突变高发位点）也存在着显著差异，中国人群中乳腺癌患者突变频率显著低于白种人。

10. 哪些人群需要进行 *BRCA1/2* 基因检测

（1）2020 年 NCCN 指南指出，乳腺癌患者满足以下任一条件即可选择进行基因检测：①诊断年龄≤45 岁；②诊断年龄 46~50 岁，且家族史未知或家系过小；有额外的乳腺癌原发灶（双侧或 2 个独立同侧病灶）；≥1 个近亲患有乳腺癌，或胰腺癌，卵巢癌，或前列腺癌；③三阴乳腺癌，首诊年龄≤60 岁；④诊断年龄不限，家系中≥1 个近亲患有乳腺癌且诊断年龄≤50 岁；≥1 个近亲患有卵巢癌、胰腺癌或转移性前列腺癌；≥3 个乳腺癌病灶的患者和 / 或近亲；⑤男性乳腺癌。

（2）针对中国乳腺癌人群，目前可选择满足以下任一条件的患者进行基因检测：①诊断年龄≤40岁；②诊断年龄不限（满足以下任一条件），家系中有乳腺癌和/或卵巢癌家族史、双侧乳腺癌或同侧2个独立病灶；③三阴乳腺癌，首诊年龄≤50岁。

但需要注意的是，考虑到整个乳腺癌人群中携带 *BRCA1/2* 致病性突变的比例较低，及经济花费因素，目前还做不到对所有满足以上条件的乳腺癌患者进行 *BRCA1/2* 基因检测。临床中，应由乳腺专科医师综合评估患者个人情况，选择高风险的人群进行基因检测。

11. *BRCA1/2* 基因突变的乳腺癌有什么特点

乳腺癌患者中约有5.3%的人携带 *BRCA1/2* 致病突变，携带 *BRCA1/2* 致病突变的乳腺癌患者较非突变乳腺癌患者具备以下特征。

（1）发病年龄年轻化：携带 *BRCA1/2* 基因突变的女性乳腺癌终生风险约为56%~84%，且较非突变人群发病呈年轻化趋势。

（2）侵袭性更强：携带 *BRCA1/2* 基因突变的乳腺癌往往肿瘤体积较大，更易发生淋巴结转移，且分期更晚，预后更差。

（3）病理表型的特殊性：*BRCA1* 突变相关乳腺癌的病理特征，呈高组织学分级（多为Ⅲ级），高有丝分裂指数，高 *TP53* 突变，雌激素受体表达缺失，并且与三阴性乳腺癌密切相关。*BRCA2* 突变相关的病理特征则表现出更多的异质性，且 *BRCA2* 突变相关乳腺癌钼靶射线影像更具恶性特征。

（4）对铂类和PARP抑制剂敏感：晚期乳腺癌的研究中发现 *BRCA1/2* 突变的患者对铂类和PARP抑制剂可能敏感，但在早期乳腺癌的研究结果呈现出不一致性，目前尚无定论。*BRCA1/2* 突变对乳腺癌、卵巢癌患者含铂类化疗方案和聚ADP核糖聚合酶（PARP）抑制剂治疗方案的选择起决策性作用。

12. *BRCA1/2* 基因突变乳腺癌患者的治疗策略

BRCA1/2 突变患者的临床治疗存在一定的特殊性，目前研究较多的包括铂类为代表的化疗药、PARP抑制剂、PD-1抗体、ALDH2抑制剂、mTOR抑制剂等。

（1）铂类为代表的化疗药：*BRCA1/2* 基因参与DNA的同源重组修复，当发生 *BRCA1/2* 基因突变后，DNA同源重组修复功能缺陷，致使DNA对交联剂造成的损伤难以修复。临床研究已经证实 *BRCA1/2* 突变的乳腺癌和卵巢癌患者对导致 DNA 交联的化疗药物更加敏感，如顺铂、卡铂和丝裂霉素等。

（2）PARP 抑制剂：PARP 抑制剂是靶向 ADP- 核糖聚合酶的抑制剂，相关的临床研究主要集中于具有 *BRCA1* 和 / 或 *BRCA2* 胚系突变的乳腺癌和卵巢癌患者。PARP 抑制剂可以导致 DNA 单链损伤修复受损，进而形成 DNA 双链损伤，当机体同源重组修复的基因同时发生突变时，会形成致死性的 DNA 损伤，最终导致肿瘤细胞死亡。

（3）PD-1 抗体：对于 *BRCA1* 基因突变的三阴性乳腺癌，顺铂与抗程序性死亡受体 1（programmed cell death protein，PD-1）/ 抗细胞毒 T 淋巴细胞相关抗原 4（cytotoxic T lymphocyte-associated antigen-4，CTLA4）联合治疗比单独使用顺铂能更有效地抑制肿瘤的生长。在 *BRCA2* 基因突变黑素瘤患者中，抗 PD-1 疗法的反应更佳。

（4）ALDH2 抑制剂：乙醛脱氢酶（aldehyde dehydrogenase 2，ALDH2）是人体内乙醛代谢过程中最重要的酶。戒酒硫是一种 ALDH2 抑制剂，*BRCA1/2* 突变者对戒酒硫的治疗敏感，细胞机制表现为复制应激、DNA 双链损伤、染色体畸变和免疫检查点激活。这些发现提示戒酒硫和其他 ALDH2 抑制剂的潜在临床应用，将来有可能作为治疗 *BRCA1/2* 缺陷肿瘤患者的抗肿瘤药物。

（5）mTOR 抑制剂：PI3K-AKT-mTOR 途径促进细胞增殖和抗凋亡，并参与细胞 DNA 的损伤修复。哺乳动物雷帕霉素靶蛋白（mammalian target of rapamycin，mTOR）抑制剂与 PARP 抑制剂联合应用具有协同抗肿瘤作用，并可以改善 PARP 抑制剂耐药。尽管研究表明 mTOR 抑制剂的作用不依赖 *BRCA1/2* 突变，但是从理论上推测，对于 *BRCA1/2* 突变的患者，DNA 损伤修复存在缺陷，mTOR 抑制剂的疗效可能更好，雷帕霉素等药物可能成为 *BRCA1/2* 突变患者治疗的另一个选择方向。

13. *BRCA1/2* 基因突变健康者的临床预防

目前降低 *BRCA1/2* 突变携带者患乳腺癌风险的干预措施主要包括早期筛查、药物预防和预防性切除手术。

（1）早期筛查：针对 *BRCA1/2* 突变健康携带者的早期筛查，乳腺磁共振相对于乳腺钼靶和超声具有更高的敏感性。对于 *BRCA1/2* 突变健康携带者的早期筛查目前推荐：①25 岁起行 MRI 检查，每年 1 次；②30 岁起行 MRI 联合乳腺钼靶检查，每年 1 次。

（2）药物预防：他莫昔芬和雷洛昔芬等药物，已被证明可以降低一般人群高危妇女中浸润性乳腺癌的发病率，但对 *BRCA1/2* 突变健康携带者的研究仍十分缺乏，有待前瞻性研究进一步确定。

（3）预防性手术切除：预防性切除手术包括预防性双侧乳房切除术（bilateral prophylactic mastectomy，BPM）和预防性双侧输卵管 - 卵巢切除术（prophylactic bilateral salpingo-oophorectomy，PBSO）。BPM 可使 *BRCA1/2* 突变携带者患乳腺癌的风险降低 89.5%~100%，是目前最有效的干预措施。但并非每一位携带致病突变的健康女性最终都会罹患乳腺癌，针对 *BRCA1/2* 致病突变基因的健康携带者是否应该进行 BPM 手术这一问题，应就携带者具体情况进行个体化分析，从突变携带者中筛选出更高危的人群进行 BPM 手术，可使接受手术者获益最大，也避免不必要的过度治疗。

14. 哪些 *BRCA1/2* 突变的健康携带者需要进行预防性乳腺切除手术

BRCA1/2 突变携带者相对于一般人群具有更高的乳腺癌风险，但并非每一位携带致病突变的健康女性最终都会罹患乳腺癌，从突变携带者中筛选出更高危的人群进行预防性乳腺切除手术，可使接受手术者获益最大，使医疗资源得到合理利用。国外根据欧美人群突变特征设计了各种风险评估模型（如 BRCAPRO 模型、BOADICEA 模型和 Myriad 模型）来筛选 *BRCA1/2* 突变健康携带者中的乳腺癌高风险人群。目前尚没有基于中国人群突变特征设计，得到广泛认可的 *BRCA1/2* 突变健康携带者患乳腺癌风险的评估模型。因此，我们总结了以下几个高风险相关因素来帮助临床医师进行决策。

（1）家族史：在评估 *BRCA1/2* 突变携带者患乳腺癌风险时，家族史是最重要的参考因素。当 *BRCA1/2* 突变携带者一级及二级亲属中有 2 个或以上亲属患乳腺癌，则其患乳腺癌的风险几乎为无家族史携带者的 2 倍。此外，家族中卵巢癌、输卵管癌或腹膜癌患病情况均可以影响 *BRCA1/2* 突变携带者患乳腺癌的风险。

（2）突变类型及突变位点：乳腺癌风险因 *BRCA1/2* 突变类型及突变位点不同而具有一定差异。*BRCA1* 突变携带者较 *BRCA2* 突变携带者患乳腺癌的风险更高。位于 c.2282~c.4071 区域外的 *BRCA1* 突变位点较该区域内的突变位点患乳腺癌的风险更高，位于 c.2831~c.6401 区域外的 *BRCA2* 突变位点较该区域内的突变位点患乳腺癌的风险更高。

（3）乳腺电离辐射史：*BRCA1/2* 突变携带者在 30 岁以前任何涉及胸肩部的诊断性电离辐射史（包括乳腺钼靶）均会增加携带者患乳腺癌的风险，且辐射剂量与风险之间存在剂量反应关系。

此外，月经婚育史、种族、个体 BMI、激素治疗史、合并乳腺良性增生性疾病、烟酒史及体育锻炼情况等均可影响 *BRCA1/2* 突变携带者患乳腺癌的风险。预防性手术的决策应根据患者具体情况进行个体化分析，进而得出最优结论。

15. 其他遗传性乳腺癌综合征

除了 *BRCA1* 和 *BRCA2* 相关性乳腺癌之外，还有一些基因突变会导致乳腺癌及其他恶性肿瘤发病率增高。

（1）Li-Fraumeni 综合征：Li-Fraumeni 综合征（李法美尼综合征）是一种罕见的常染色体隐性遗传疾病，是由最初发现该病的两个医生的姓名命名的，具有家族聚集性的特点，易发疾病包括乳腺癌、软组织肉瘤、骨肉瘤、脑瘤、白血病和肾上腺皮质恶性肿瘤等。Li-Fraumeni 综合征在国内被熟知主要是因为《最美丽的第七天》故事中，女主角凌加恩身患此症。《实习医生格蕾》里也有提到这种疾病。有危险因素的家族，在 30 岁以前发生某些侵袭性癌的机会接近 50%，70 岁发生侵袭性癌的机会接近 90%。Li-Fraumeni 综合征中乳腺癌所占比例非常高，抑癌基因 *p53* 的突变与该综合征密切相关。有 50%~70% Li-Fraumeni 综合征家族携带有 *p53* 基因的突变，而在发病年龄 <40 岁的乳腺癌患者中，*p53* 基因突变的阳性率为 1%。

（2）运动失调性毛细血管扩张症：运动失调性毛细血管扩张症是一种常染色体隐性遗传病，该类患者表现为具有眼皮毛细血管扩张、小脑共济失调、免疫缺陷及白血病、淋巴瘤等疾病的易感性。该病的易感基因为 *ATM*，位于人类染色体 11q，该基因在人群中的突变率为 1%，该病与乳腺癌同样密切相关。

（3）Cowden 综合征：Cowden 综合征是一种罕见的常染色体显性遗传性疾病，易感基因是 *PTEN* 基因，其特征是多发性的错构瘤样病变、早发性乳腺癌、子宫癌和非髓样甲状腺癌。*PTEN* 基因位于人类染色体 10q22~23 上，该基因于 1997 年被成功克隆。

（杨飏）

十八、乳腺癌治疗结束
为什么还要定期复查

1. 治疗结束了还要复查吗

有些乳腺癌患者在完成乳腺癌手术和放化疗后，觉得总算过完关了，松了口气，以为大势已定、万事大吉，终于可以和医院说拜拜、再也不用见医生了，或者以后顶多开开内分泌药就行了，或者认为只要自己没发现什么异常，就不用再去医院了。但事实上，这种认知是完全错误的，此时只能算初战告捷，后续还有很长的路要走呢。

乳腺癌的治疗就好比一场没有硝烟的战争，我们综合运用手术、放疗、化疗、靶向治疗、内分泌治疗等不同的、适合的武器装备，杀死和击退肿瘤细胞这些敌人。为了保卫我们的胜利成果长长久久、守护我们好不容易夺复的失地，我们当然应该定时巡查阵地，以便及早发现准备反扑回来的敌人，并把他们尽早消灭。巡查阵地便是我们所说的复查了。乳腺癌是一种全身性疾病，它的这种生物学特性，决定了原发性乳腺癌在完成治疗后仍然会有一定的复发和转移机会。这就需要患者定期进行复查，以期及时发现这些异常并进行相应的治疗策略的调整。

另外，抗肿瘤治疗本身是把双刃剑，有利也有弊，它在杀伤肿瘤细胞、减少复发转移机会的同时，也会带来各种不良反应和并发症，需要我们在复查中观察病情变化，发现和治疗并发症。比如腋窝淋巴结清扫术后可能会出现患侧上肢淋巴水肿和活动受限，我们要在手术后指导患者保护患侧上肢以及进行康复锻炼以尽可能地恢复正常生活，并在发生患侧上肢淋巴水肿后及时鉴别出来并指导治疗。再如蒽环类化疗药物可能造成心脏损害，而这种损害有可能在治疗结束的几年、十几年后甚至更久才表现出相应的症状；而紫杉醇类的化疗药物可以引起手脚麻木、感觉异常甚至行走困难，这些可能在化疗结束后几个月才能逐渐减轻和恢复，通过复查我们可以及时了解化疗药物相关并发症的发生情况并指导患者做出相应的诊疗。再比如，放疗可以引起皮肤水肿、纤维化、蜕皮等反应，还能引发放射性肺炎、肋骨骨折甚至心脏损害，这些都能在复查中发现并获得处理。此外，芳香化酶抑制剂类的内分泌治疗，会加重患者的骨质疏松，而严重的骨质疏松会增加骨折的发生风险，我们需要对长期接受芳香化酶抑制剂治疗的患者进行骨密度的定期检测和运用骨保护手段。长期服用他莫昔芬会在一定程度上增加子宫内膜癌的风险，我们需要为这些患者进行定期的盆腔超声检查，并关注她们有无异常阴道出血。

我们知道保乳和成型技术的主要目的是帮助乳腺癌患者恢复良好的乳房外观，但术后短期所看到的外观并不等于永久外观，因为乳房的外形改变不仅与肿瘤大小、位置、手术方式有关，还受术后伤口愈合情况和放化疗的影响。乳头变形、乳房不对称、皮肤水肿、纤维化及皮肤损伤等综合因素是评价外观的重要因素。复查有助于评估保乳手术或整形手术后的外观恢复或维持情况，这是对医生手术技巧和放疗带来的乳房变形的及时反馈，有助于我们对乳房的美容效果作出评估、提高手术技巧和适时对乳房外形进行再次手术调整。

同时，肿瘤患者会伴有焦虑甚至一些心理问题，她们既担心疾病复发，也可能担心治疗所带来的不良反应，所以复查也成为一个和患者进行良好沟通和心理疏导的机会，复查后医生对患者目前疗效的肯定能安抚患者的紧张情绪，使她们对未来更有信心，也更坚定了她们按规范用药，尤其是需要长期服用内分泌治疗药物的决心。

以上这些都决定了在完成乳腺癌最初的治疗后，应该对患者进行定期复查随访，以便及时了解病情的变化，尽早发现各种问题，进而合理调整患者的治疗方案，把问题及时解决，将危险扼杀在摇篮。所以说，复查的初衷是希望患者在生存期延长的同时，还能保持较高的生活质量。

当然，复查也能为我们积累很多资料，为医生提供一定的诊疗经验，也可以用于临床研究的随访，得出一些规律，指导诊疗规范的改进，从而推动医学事业的发展。

2. 要想发现复发，只检查手术部位够吗

有些患者疑惑，手术后的复查不是应该只检查手术部位吗，为什么还有其他项目。其实要想发现复发，复查不仅是检查手术部位，还应包括乳腺癌常见的复发、转移区域。

作为恶性肿瘤，乳腺癌存在局部和区域复发的风险，也就是在乳房原有癌灶并做了手术的部位、切除乳房后的胸壁、患侧邻近的淋巴引流区域再次出现癌灶。通常表现为患病侧残留的乳房出现肿块或结节、皮肤水肿或发红、胸壁结节，或

出现腋窝深部肿块、锁骨上窝淋巴结肿大、锁骨下区肿块、胸骨旁边皮下的无痛肿块。同时保乳治疗后的患侧乳房也可以发生第二原发癌，即在远离原发肿瘤的区域重新开始一个新的肿瘤的过程，可以和原来的肿瘤属于相同类型，但更多时候是与原来的肿瘤属于不同的病理类型。因此，患侧乳房和胸壁理应是术后复查的重点。

除此以外，作为双侧器官，对侧乳房也可以发生新的肿瘤，这也是需要我们关注的。所以复查一定不要厚此薄彼地忘记对侧乳房。

乳腺癌可以通过血行播散造成全身性转移。尸体解剖资料表明，最终死于乳腺癌的患者中，50%~75% 有广泛转移，可以同时累及骨骼、肺脏和肝脏等器官。全身转移是乳腺癌致命的主要途径，所以检查确定有无全身性转移情况以便及时妥善应用各种措施控制全身转移灶的发展，亦是复查不可或缺的内容。

乳腺癌几乎可以转移到任何器官，但初次复发转移有 50%~75% 是局限在单个器官的。在远处转移中，骨转移常常最早出现、转移率也最高，30%~60% 的初次复发只有骨转移。骨转移最常发生的部位依次是骨盆、腰椎、胸椎、肋骨、长骨（如四肢）、颅骨和颈椎，经常是多发的，大多表现为骨质破坏，患者可以出现骨痛、病理性骨折等症状。此外肺脏、肝脏转移也时有发生，初次复发发生在肺

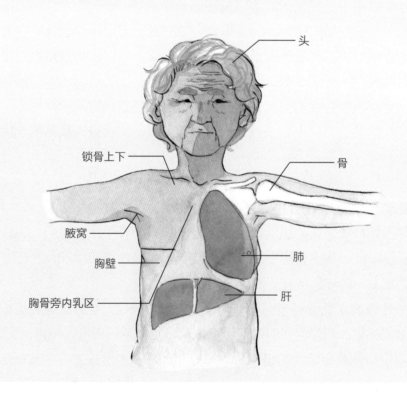

脏、肝脏转移的比例分别有 5%~15% 和 3%~10%，患者可以伴有咳嗽、咯血、胸痛、气短、腹胀、肝大、黄疸、腹水等症状。乳腺癌还可以出现头颅转移，表现为视物模糊、口齿不清、运动异常或感觉异常等。这些容易发生转移的脏器理应引起复查的重视，也都是复查的范围。

3. 术后应该什么时间复查

据统计，初次治疗后，约有一半的复发发生在 2~3 年之内，3/4 的复发发生在 5 年之内，但也有患者在术后十几年甚至二三十年后出现复发转移。乳腺癌复发危险的时间规律是前高后低、持续终生，因而乳腺癌患者术后的复查规律也应该前紧后松、持续终生，所有的乳腺癌患者都应该与医院建立永久联系，保证终身复查。

一般来说，第一次复查通常在手术后的 3~6 个月进行，手术后 5 年内每 6 个月复查 1 次，5 年后每年复查 1 次。而对于术后需要进行辅助化疗和辅助放疗的患者，首次复查则在完成放化疗之后的一个月进行，因为此时化疗引起的血象、生化指标的改变和放疗后的皮肤反应已大致恢复正常。

4. 复查检查项目包括哪些

如前所述，乳腺癌术后的复发转移部位可以表现在局部，也可以表现在对侧，还可以表现在远处。局部对于保乳治疗的患者而言就是患病侧的残留乳房，而对于全乳切除患者来说就是手术侧的胸壁。另外同侧的腋窝、锁骨上下区域以及胸骨旁边的内乳区域都是可以出现淋巴结复发的区域。对侧则是指对侧的乳房、腋窝、锁骨上下区域。乳腺癌容易出现远处转移的部位则包括骨、肺、肝和头颅。

针对这些容易出现复发转移的部位，我们应该做相应的检查。故每次复查应该主要包括医生的问诊和体检、乳腺或胸壁和腋窝锁骨区的超声检查、腹部超声、血清肿瘤标志物，此外还包括每年一次的胸片、钼靶、盆腔超声、骨密度（芳香化酶抑制剂治疗期间）。

此外，在怀疑存在远处转移时，可以进行骨的核素扫描及 X 线、胸腹部的 CT、头颅的磁共振等检查，或根据可疑症状进行相应脏器的适宜检查。

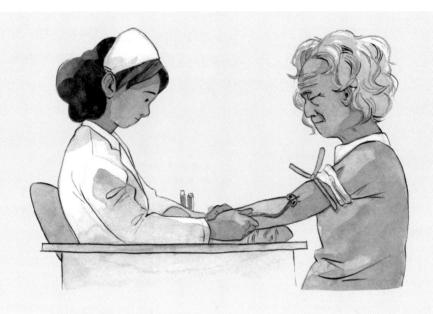

5. 保乳手术后如何监测

乳腺癌患者都要进行妥善的随访复查，保留乳房治疗后的随访和复查尤其不能松懈，要强调专业化、制度化、规范化的随访复查。研究证明，保留乳房治疗后的局部复发如果能够得到及时发现，并采用有效的方法进行根治，仍能获得很好的疗效，并不降低生存机会。而想要早期发现保乳术后的复发则要依赖于随访复查的质量。

保乳治疗后的患者除了和全切术后患者一样要对对侧乳房进行定期体检和超声、钼靶的检查外，对病灶所在侧的乳房也要从放疗结束后开始进行体检和超声、钼靶检查。具体监测包括以下内容：①整形效果评估；②局部复发的监测；③远处转移的监测；④治疗产生的并发症或不良反应的监测。

数据显示，早期乳腺保乳治疗后的局部复发高峰出现在第 2~3 年。在最初 2 年内，可以每 3~4 个月复查一次；第 3~5 年，每半年复查一次；5 年后每年复查一次。每次复查应该包括双侧乳腺腋窝锁骨区和腹部的超声、血清肿瘤标志物，每整年还应该包括胸片、双侧乳腺轴位和斜位的钼靶 X 线检查、盆腔超声。

6. 原位癌要复查吗

乳腺导管原位癌是起源于乳腺组织导管上皮的新生物，病变局限于基底膜而未侵入周围间质。绝大多数导管原位癌是局限于乳腺组织本身的恶性疾病，发生区域或远处转移的机会很少。

但是导管原位癌行全乳腺切除手术后仍有一定的复发，行保乳手术后也会存在局部复发的风险，而且受有无乳腺癌家族史、确诊导管原位癌时的年龄、原位癌的病理特征和保乳手术的切缘是否无癌残留等因素影响。

导管原位癌手术后的患者，术后每 6 个月复查 1 次，5 年后改为每年复查 1 次，直至终身。每次检查时包括超声检查同侧的乳房或胸壁，也不能忽略对侧乳房；此外还包括每年 1 次的乳房钼靶 X 线检查。

7. 复查发现肿瘤标志物增高是不是表示复发了

肿瘤标志物一词是 1978 年在美国国家癌症研究所召开的人类免疫及肿瘤免疫诊断会议上提出的，次年在英国肿瘤发生生物学和医学会议上被大家所公认。肿瘤标志物主要指癌细胞分泌或脱落到体液或组织中的物质，或者人体对体内新生物反应而产生并进入到体液或组织中的物质。这些物质，有的不存在于正常人体内而只见于胚胎中，有的在肿瘤患者体内含量超过正常人体内的含量。肿瘤标志物的存在或含量的测定，可以用于肿瘤的辅助诊断、分析病程、指导治疗、监测复发或转移，以及判断预后。

血清肿瘤标志物是乳腺癌患者术后复查的常规检验项目之一，乳腺癌患者的血清肿瘤标志物 CEA 和 CA153 可以升高，尤其是病期较晚和复发转移的患者。

CEA——癌胚抗原，是一种胚胎期表达、正常成人不表达、伴随肿瘤发生又重新表达的抗原，它存在于胚胎胃肠黏膜上皮与一些恶性组织的细胞表面。除了在乳腺癌可见 CEA 升高外，结肠癌、胰腺癌、肺癌、甲状腺髓样癌及某些非癌也可见 CEA 升高。因此，CEA 的诊断意义不大。

CA153——癌抗原 153，是一种黏蛋白，存在于多种腺癌内，如乳腺癌、肺腺癌、卵巢癌、胰腺癌。早期乳腺癌的 CA153 血清水平很少升高，而 60%~80% 的进展期乳腺癌患者的 CA153 血清水平会高于正常值上限。

由此可见，我们不能仅凭借血清肿瘤标志物的升高与否就诊断有无乳腺癌或判断其有无复发转移，因为不是所有的乳腺癌患者都会发生 CEA、CA153 升高，也不是所有的 CEA、CA153 升高都是因为乳腺癌，在乳腺癌以外的一些恶性肿瘤、甚至在一些良性疾病，以及在应用中药和少数民族医药后，这些指标也可能升高。

临床中会有乳腺癌术后复查的患者纠结于 CEA、CA153 的值不是零或者这次比上次高了一点点，也有很多患者甚至医生一见到肿瘤标志物异常升高就马上认为是肿瘤出现了复发或者转移，并要求立即更换原先的治疗或者开始新的治疗。

事实上这个测量值不会是零，而是在一定范围内略有波动，但是只要不超过正常值上限就都算正常，而即便偶有一次高出正常值也不一定就意味着乳腺癌复发转移了，因为如前所述，临床上确实有些患者会因为乳腺癌以外的一些原因导致这一指标升高，有时这种异常升高还可以持续很长时间，但最后即便没有应用新的抗肿瘤措施，这些指标仍有一部分可以自行恢复正常。对于这两个血清肿瘤标志物，我们应该动态监测、客观地判断它们的意义，既不能忽略它们的升高，也不能随意放大它们的价值。在术后复查定期监测其变化、发现其异常升高时，我们要警惕或高度怀疑乳腺癌存在复发转移的可能，并进一步完善系统的全身检查，以明确有无出现复发转移；而在治疗有效后，我们也能通过血清肿瘤标志物的异常水平的下降，来提示治疗的起效。

举个例子，这是我们在临床中遇到的一个病例。一位患者在 2 年前因为乳腺癌进行了手术和辅助化疗，之后一直口服他莫昔芬进行内分泌治疗，并坚持复查。今年复查时发现 CA153 水平异常升高了，她当时认为是乳腺癌复发了，并且认为之前的治疗无效失败，所以要求医生为她更改治疗方案。但是我们为她完善了全面检查后并没有发现其他肿瘤复发或者转移的征象，再进一步问她病情的时候了解到她近 3 个月听从了亲友的建议，一直在服用抗肿瘤的中药和所谓提高免疫力的保健品。于是我们建议她停止服用这些中药和保健品，一个月后再复查 CA153 果然降到了正常范围。这个病例很有代表性，可能很多患者和医生都会遇到。试想，如果这类患者坚持认为原来的治疗无效，而停用他莫昔芬更改其他治疗措施可能出现怎样的后果呢？这位患者没有复发转移的确切证据，表明原来的治疗包括现在正在服用的他莫昔芬很可能是有效的，因此坚持这一有效治疗很可能获得治愈、带来最大的无病生存机会。而错误地断定复发必然终止原先有效的治疗而换用其他，如果新的治疗方案对亚临床转移灶无效，则会导致本来可能治愈的疾病真的出现复发转移而降低了生存机会。

8. 增加检查次数和项目是不是更安全

临床工作中可能会遇到部分患者非常担心出现远处转移，甚至因此焦虑失眠。为了早期发现远处转移，这部分患者要求医生为她们增加检查次数，或者在定期复查中要求更多的特殊检查，如频繁要求骨扫描、CT 甚至 PET 检查。其实，这种随意增加检查次数和检查项目的做法并不十分可取。

首先从卫生经济学的角度讲，这些检查会给患者带来额外的经济负担，也会占用更多的医疗资源（包括医生的时间和医疗设备）。而我们应该根据乳腺癌的复发风险变化和生物学特征来安排合理的复查频率及内容，以尽可能地实现检查的付出与收益最大化，使医疗资源物尽其用。只有不浪费紧缺的医疗资源做不必要的检查，才能保证医疗资源的充足、合理分配。

另外额外的检查和不能确定的病灶也会增加患者的精神负担，从而影响她们的生活质量。在临床工作中，就有不止一位患者告诉我最怕复查，并会向我描述她在复查前后仿佛坐过山车般的心情变化。她说平时都心情挺放松的，该干吗干吗；只是临近复查的时候就开始焦虑、失眠；快要拿到检查结果之前会紧张得手心冒汗、腿软、虚脱、心里像打鼓一样，甚至血压都高了，就差烧香求爷爷告奶奶了。如果在诊室看完医生，得到一句"复查没事"的结论后，就仿佛被宣告无罪释放般欣喜若狂；而得到一句"发现一个不确定的病灶需要再观察"的结论后，则会心情灰暗沉重，仿佛背了个不定时炸弹。

有的患者觉得 CT、磁共振、骨扫描、PET 等检查更细致，应该每次复查都做这些检查。但是这些检查费用昂贵不说，动辄上千或者近万元，还需要排队预约，等待时间较长，并不方便，而且带来放射线的辐射危险，也就是我们俗话说的"吃线"。事实上，一些远处转移能在被检查发现前表现出临床症状，不同的部位出现转移病灶会有不同的临床表现。比如骨转移可以表现为某一部位骨骼、关节固定性疼痛并持续加重、活动能力下降等；肺转移可以表现为长期干咳或者胸痛、憋气，按支气管炎久治未愈；肝转移可以表现为肝区疼痛；脑转移则可表现为头痛、视物模糊、神志异常、行为改变、局部肌肉无力与瘫痪、走路不协调等。我们可以通过询问病史、体格检查发现可疑后，再选择针对性强的检查，便能事半功倍地发现大多数远处转移了。

9. 没有出现肿块是不是就不用复查了

没有摸到乳房的肿块和肿大的淋巴结是不是就代表没有出现复发呢？当然不是！尽管随着乳腺癌的早期诊断措施和规范化个体化的综合治疗手段的深入人心和应用，乳腺癌患者的生存获得了极大改善，复查和转移风险明显下降，但是总难免有部分患者出现不同种类的复发情况。当新出现的乳腺病灶只表现为钙化灶、乳头湿疹或乳头溢血、乳房水肿的时候，我们有可能摸不到乳房的肿块；即便乳房新长了肿块，但当肿块很小质地软或者乳房体积大质地硬韧的时候，也可能摸不到乳房的肿块；复发的淋巴结也可能因为小或位置深或患者较胖而摸不到。如果仅因为没有摸到乳房肿块或肿大的淋巴结就认为没有复发而忽略定期复查，则可能错过及早发现局部和区域复发的机会。

此外，内脏、骨、颅内的转移，一般都是肉眼看不到、用手摸不出的，发展到一定程度后才会表现出临床症状，只有借助一定的影像学检查方法才能早期发现转移的迹象，以便及早开始治疗，改善生存。

10. 复查必须在做手术的医院进行吗

一些外地患者因居住地离医院较远而产生复查困难，要么赶来医院花费更多的时间和经济成本在往返交通和住宿上，要么因来医院复查不方便而放弃复查。其实放弃复查是绝对不可取的，但是可以采用折中的办法。

我们通常会建议在北京肿瘤医院乳腺癌预防治疗中心完成乳腺癌治疗的患者术后回来定期复查，主要是为了资料的可比性和连贯性，既可以对照既往检查结果，甚至术前检查资料，来发现细微的检查结果改变，又能在出现检查结果异常时协助判断是否为复发转移。此外血液检验结果的正常值参考范围各家医院可能略有差别，钼靶 X 线拍摄条件的改变也会造成影像的不同，超声检查机器和技术的差异同样会造成检查结果的差异。

如果外地患者，也包括在北京的年老或行动不便的患者，来原手术医院复查确有困难时，可以先在就近的肿瘤医院或肿瘤科室完成定期的规律复查，但建议固定一家医院且检查项目要完善，然后在每整年或在复查结果发现异常时再来原手术医院进一步就诊也是可以的。

11. 复查能一天完成吗

乳腺癌术后的复查项目不止一项两项，尤其是整年复查包括的内容更多，还有一些需要空腹或预约的检查，所以想把复查一天完成是有困难的。

北京肿瘤医院乳腺癌预防治疗中心为更好地为患者服务、最大程度方便患者复查和就医，开展了在线复诊业务。在医院完成治疗并计划复查的乳腺癌患者，可以通过北肿云病历 App 预约乳腺中心便捷门诊，通过与本科室医生的视频门诊开具常规复查所需的检查单并线上完成预约，包括胸片、钼靶、超声、血检在内的常规检查通常可以预约在同一天完成并在当日获得结果，视频门诊可同时为复查患者预约复查当天的门诊用于医生判断复查结果。

总之，随访复查具有不可替代的价值。它有利于及时了解病情变化，包括是否出现了复发转移、是否出现了新的肿瘤、是否出现了治疗的不良反应和并发症、患者的生存情况和生活质量如何等。这些资料既为患者本身的治疗措施的评价和调整提供了依据，也为增加临床工作者的临床经验、提高诊疗能力提供了个案材料，同时还能积累大量的临床资料与数据，为临床诊疗指南的制订、修改提供了数据支持。由此可见，坚持规范的随访复查，是一种利己利人的行为。

北京肿瘤医院乳腺癌预防治疗中心一直坚持对经治的乳腺癌患者进行宣教及定期复查随访，近年来，90% 以上的患者接受了各种形式的随访。今年，我科再次对经治的全部乳腺癌患者进行了新一轮随访。其中 2007—2011 年在我科确诊为乳腺癌并完成治疗的患者 2 960 例，中位随访时间达 100 个月，5 年的局部复发率为 0.8%，无病生存率为 91.5%，总生存率为 94.5%；10 年局部复发率为 1.2%，无病生存率为 87.1%，总生存率为 89.9%。

当然，随访的生存数据会有一定的滞后性，它需要疾病进程和随访工作的时间累积，在未来我们还会拿到更新的数据。而且我们相信，随着新的治疗方法和药物的使用，随着新的治疗理念的引入，乳腺癌患者未来的生存和生活质量将会更好，这一福音也将激励医患双方更加满怀希望地努力坚守下这片阵地。

（祁萌）

图书在版编目（CIP）数据

乳腺癌 / 欧阳涛主编 . 一北京：人民卫生出版社，
2023.1
（肿瘤科普百科丛书）
ISBN 978-7-117-33272-9

Ⅰ. ①乳… Ⅱ. ①欧… Ⅲ. ①乳腺癌－普及读物
Ⅳ. ①R737.9-49

中国版本图书馆 CIP 数据核字（2022）第 107253 号

人卫智网　www.ipmph.com　医学教育、学术、考试、健康，
　　　　　　　　　　　　　　购书智慧智能综合服务平台
人卫官网　www.pmph.com　人卫官方资讯发布平台

肿瘤科普百科丛书——乳腺癌
Zhongliu Kepu Baike Congshu——Ruxian'ai

主　　编　欧阳涛
出版发行　人民卫生出版社（中继线 010-59780011）
地　　址　北京市朝阳区潘家园南里 19 号
邮　　编　100021
E - mail　pmph @ pmph.com
购书热线　010-59787592　010-59787584　010-65264830
印　　刷　北京盛通印刷股份有限公司
经　　销　新华书店
开　　本　787×1092　1/16　印张：12
字　　数　208 千字
版　　次　2023 年 1 月第 1 版
印　　次　2023 年 1 月第 1 次印刷
标准书号　ISBN 978-7-117-33272-9
定　　价　59.00 元

打击盗版举报电话：010-59787491　E-mail：WQ @ pmph.com
质量问题联系电话：010-59787234　E-mail：zhiliang @ pmph.com
数字融合服务电话：4001118166　　E-mail：zengzhi @ pmph.com